LA GUÍA DE SALUD

LA GUÍA DE SALUD

~

Consejos y respuestas para la mujer latina

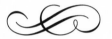

JANE L. DELGADO, PH.D., M.S.

~

Prólogo por la

Dra. Antonia Coello Novello, M.D., M.P.H., Dr.P.H.

Ex Directora General de Salud de los Estados Unidos

NEWMARKET PRESS

Este libro fue publicado en los Estados Unidos de Norteamérica.

Primera edición

ISBN: 978-1-55704-854-7 (English-language paperback)
1 2 3 4 5 6 7 8 9 10

ISBN: 978-1-55704-855-4 (Spanish-language paperback)
1 2 3 4 5 6 7 8 9 10

Library of Congress Cataloging-in-Publication Data

Delgado, Jane L.
La guía de salud: consejos y respuestas para la mujer latina / Jane Delgado;
The latina guide to health : consejos and caring answers / Jane Delgado ;
introduction by Antonia Novello.
    p. cm.
 ISBN 978-1-55704-854-7 (pbk. : alk. paper) 1. Hispanic American
women--Health and hygiene. I. Novello, Antonia C. II. Title.
 RA778.4.H57D445 2009
613.089'68073--dc22

COMPRAS AL POR MAYOR
Ciertas empresas, grupos profesionales, clubes y otras organizaciones pueden recibir consideraciones especiales si desean adquirir este libro en cantidad. Para mayor información comuníquese por correo electrónico con sales@newmarketpress.com o escriba a Special Sales Department, Newmarket Press, 18 East 48th Street, New York, NY 10017; o llame al (212) 832-3575 ext. 19 ó 1-800-669-3903; FAX (212) 832-3629.

Web site: www.newmarketpress.com

Este libro está concebido para proporcionar información exacta y de fuentes fidedignas con respecto a los temas tratados. No tiene como propósito sustituir los consejos médicos de un doctor capacitado. La lectora debe consultar con su médico, proveedor de servicios de salud u otro profesional competente antes de seguir cualquiera de las sugerencias de este libro o sacar conclusiones de él.

La autora y la casa editorial específicamente rechazan toda responsabilidad por cualquier perjuicio, pérdida o riesgo, ya sea personal o de otro tipo, que se incurra a consecuencia directa o indirecta del uso y la aplicación de cualquier aspecto del contenido de este libro.

⌒ Contenido

Prólogo

MI MADRE SIEMPRE ME HA SERVIDO DE EJEMPLO. A LOS ochenta y seis años, lleva una vida llena de alegría, risas, amistad y aprendizaje continuo. Creo que nadie puede aspirar a nada mejor que una vida así. Fui directora general de salud de los Estados Unidos y recibí la mejor educación médica, pero fue mi madre quien me enseñó sentido común y siempre me alentó a hacer aportes al bien común. De la misma manera, gracias a todas las experiencias de su vida, mi madre llegó a comprender que la salud no es sólo cuestión de sistemas médicos. Se trata de mantenerse enterada, dar y recibir afecto y cuidados, compartir y optar por tratarnos a nosotros mismos y a los demás de la manera que queremos ser tratados: básicamente, con cariño y respeto.

Todas nosotras podemos beneficiarnos de los secretos de la larga vida de mi madre, pues se derivan de nuestras tradiciones culturales, de darnos tiempo para cuidar de nosotras mismas, de hacer lo necesario para cuidar a los demás. De cierta manera, es como ser una comadre para otros y ayudarlos a disfrutar—junto con los suyos—las bendiciones de la vida. Nos reconforta y alegra tener un verdadero amigo, alguien cariñoso y comprensivo, pero por encima de todo, alguien con quien basta una llamada, un mensaje electrónico o de texto para tenerlo a nuestra disposición. Me complace contar con una amiga así en la Dra. Jane Delgado, y como buena comadre, quiero compartirla con ustedes.

En *La guía de salud: Consejos y respuestas para la mujer latina*, la Dra. Delgado ofrece un "regalo de vida", para ponerlo así, que brinda información llena de sentido común. En esta guía de salud, Jane intercala relatos de la vida cotidiana sobre el temple y la sabiduría de todo tipo de hermanas y latinas, y luego ofrece los más recientes avances de la ciencia y medicina de manera concisa, informativa y en un formato fácil de comprender. En este libro, nuestras historias como hermanas, hijas, madres, esposas y parejas están entrelazadas con amor, afecto y veracidad, una forma de demostrarle al mundo que nuestro género logra lo imposible y, la mayoría de las veces, no hay nadie que nos lo reconozca.

En Guía de salud: Consejos y respuestas para la mujer latina, la Dra. Delgado nos regala la orientación afectuosa y tierna de una amiga que comprende nuestras preocupaciones y temores, y nos hace ver nuestros puntos fuertes. Este libro ofrece consejos en los que se puede confiar y que se pueden compartir.

La vida nos lleva por diferentes caminos, pero todos necesitamos a un amigo en ese recorrido. Jane es una de mis comadres más queridas. Sé que encontrarán que su guía es muy útil e ingeniosa. Es un libro que hará más llevadera su travesía. Léanlo y al final contarán con una verdadera amiga.

—ANTONIA COELLO NOVELLO, M.D., M.P.H, DR.P.H.
DIRECTORA EJECUTIVA
ASUNTOS GUBERNAMENTALES
POLÍTICA DE SALUD PARA MUJERES Y NIÑOS
FLORIDA HOSPITAL FOR CHILDREN
EX DIRECTORA GENERAL DE SALUD DE LOS ESTADOS UNIDOS

Introducción

ESTA GUÍA ESTÁ ESCRITA PARA *USTEDES:* LATINAS DE TODAS LAS edades, tamaños, orígenes y situación familiar. He dedicado toda mi vida a trabajar para mejorar la salud de las mujeres hispanas y sus familias. Hoy, más que nunca, hay avisos y consejos para nuestra cuerpo, mente, y espíritu que nos pueden ayudar a ser más sanas y felices que nunca.

Quiero conversar con ustedes como lo he hecho con tantas latinas que he conocido en todo el país y el mundo hispanohablante. Como si estuviéramos conversando con una taza de chocolate caliente o café con leche en la mano, quiero que sepan que soy una persona honesta y franca que las apoya tal como son, a la vez que les pido que hagan todo lo posible por su salud y felicidad.

Todas nosotras necesitamos escuchar y recordarnos mutuamente que no tiene nada de malo ver el mundo de una manera diferente debido a que somos latinas. Aguantar, nuestra noción de que las mujeres buenas deben sobrellevarlo todo y mantener la unión, es importante para nosotras. Pero a veces aguantamos demasiado y terminamos por descuidarnos a nosotras mismas o incluso por hacernos daño. Cuando contamos con información correcta, cuando vemos la verdad, cuando nos valoramos a nosotras mismas y a nuestras familias, encontramos la esperanza y motivación para cuidar de nuestro bienestar general.

Como presidenta y directora ejecutiva de la Alianza Nacional para la Salud de los Hispanos (National Alliance for Hispanic Health), superviso y administro programas en todos los Estados Unidos que benefician a millones de personas todos los años. Durante la década pasada, he observado los muchos y enormes avances de la ciencia y cuánto ha cambiado la atención de salud desde la última vez que escribí un libro para latinas en el 2002. Al mismo tiempo, las muchas mujeres que han compartido sus casos conmigo me han contado que

> *No tiene nada de malo ver el mundo de una manera diferente debido a que somos latinas.*

9

sus propias experiencias con la atención de salud no han reflejado dichos cambios. Con el tiempo, tuve la certeza de que lo próximo que escribiera se basaría en sus historias y mi experiencia.

También supe que este libro sería diferente debido a que dos de mis comadres que fueron sumamente importantes para libros anteriores orientados a latinas, Deborah Helvarg y Henrietta Villaescusa, ya fallecieron. Ambas eran profesionales de la salud bien informadas, que dejaban oír su voz y tenían seguro médico. A pesar de ello, ambas experimentaron las fallas de nuestro imperfecto sistema de salud. En mis últimas conversaciones con cada una de ellas, dejaron en claro que debía continuar nuestra misión—la labor a la que ellas dedicaron su vida—para mejorar la salud de la mujer. Me inspiraron a escribir *La guía de salud: Consejos y respuestas para la mujer latina* para todas nosotras que tratamos de llevar una vida más saludable y feliz, y para ayudar a nuestras comadres a hacer lo mismo. En los relatos y consejos de este libro, espero haber podido captar por lo menos un poco de su amor por la vida, su sensatez y devoción por la amistad.

Debo confesar que mientras cuidaba a Deborah, vi los drásticos cambios en el sistema de atención de salud que habían ocurrido en la década anterior. En los hospitales, estaban contentos de contar con alguien (yo) que se quedara en la habitación y ayudara a cuidarla, ya que tenían poco personal. Había en el horizonte tratamientos innovadores, pero para recibirlos, era necesario cumplir con los estrictos requisitos de las pruebas clínicas que se habían concebido a fin de darle validez al tratamiento. El tratamiento del cáncer era más tolerable, pero en el caso del cáncer de pulmón, los resultados seguían siendo igualmente malos. Había a disposición clínicas para enfermos desahuciados y cuidados paliativos, pero para recibir dichos servicios, una tenía que renunciar a todo tratamiento para su enfermedad.

Deborah afianzó mi creencia de que aunque la ciencia puede

responder a algunas preguntas, la conexión entre cuerpo, mente y espíritu va más allá de las explicaciones científicas. El enorme deseo de Deborah de pasar por última vez el Día de Acción de Gracias con sus hijos y todos nosotros que constituíamos su familia la ayudó a vencer las probabilidades en su contra sobre lo que le quedaba de vida. Murió doce días después de una fiesta de Acción de Gracias con sus adorados hijos, además de sus amigos y otros familiares.

Para hacer que este libro fuera significativo y tuviera fundamento médico fue necesario el apoyo, la fe y el trabajo de muchos expertos. El Dr. Ken Blank (Capitol Women's Care) es un dedicado obstetra-ginecólogo bilingüe que renunció a su tiempo libre durante los fines de semana para revisar cada palabra en este libro y aportar sus conocimientos y sensatez. Varios otros generosos colegas revisaron secciones específicas: El Dr. Don Schumacher y Kathy Brandt (National Hospice and Palliative Care Organization), el Dr. Jack Lewin (American College of Cardiology), el Dr. Martin Seligman (University of Pennsylvania), el Dr. Juan Enríquez (Excel Medical Ventures), Sandra Raymond (Lupus Foundation of America, Inc.) y la Dra. Sandra Hernández (San Francisco Foundation). Todas estas personas hicieron uso de lo mejor de la ciencia y práctica clínica a la vez que tomaban en cuenta nuestra realidad: para las latinas, la salud es una compleja combinación de cuerpo, mente y espíritu.

No es de sorprender que apenas esté comenzando a surgir información acerca de nosotras. Hasta hace poco, no se sabía mucho sobre la salud de las latinas. De hecho, antes de 1989, el gobierno de los Estados Unidos ni siquiera recopilaba datos sobre las causas de muerte entre hispanos. Esto significa que se han hecho muchas suposiciones sobre nuestra salud y enfermedades que estaban basadas en mitos, no hechos ni ciencia.

En las últimas décadas, sin embargo, la investigación ha producido un caudal de información nueva que cuestiona las suposiciones previas. El hecho es que es posible que seamos más saludables de lo

Hasta hace poco, no se sabía mucho sobre la salud de las latinas.

que pensábamos, pero también es probable que estemos padeciendo de enfermedades y estados anímicos que quizá se puedan prevenir y tratar más de lo que sabíamos antes. Hoy en día, no tenemos que resignarnos ni a sufrir ni a tener mala salud por ser latinas.

La noticia más sorprendente es que aunque las latinas tienen una tasa más alta de diabetes y son más propensas a tener sobrepeso que las mujeres blancas no hispanas, las latinas tienen una tasa más baja de enfermedades del corazón y apoplejía, y viven más que las mujeres blancas no hispanas, sean ricas o pobres.

Sin embargo, también se sabe que, para las latinas, una vida más larga no es necesariamente saludable o feliz. Al parecer, somos más vulnerables que otras mujeres a ciertas enfermedades (por ejemplo, la depresión, diabetes y artritis), las cuales pueden comprometer nuestra calidad de vida cuando no recibimos tratamiento. Éstos son algunos datos:

- Las latinas, en efecto, tienen una tasa más alta de diabetes que las mujeres blancas no hispanas. Pueden tomar medidas para retrasar el inicio y evitar las consecuencias negativas de la enfermedad (entre ellas, algunas que alteran la vida, como la amputación de piernas y la pérdida de la vista) con énfasis en comer alimentos saludables, aumentar la actividad física, mantener un peso saludable y hacer otros cambios en el estilo de vida.

- Las latinas son más propensas a padecer de depresión. Lo que es peor aun, durante más de una década, la tasa de intentos de suicidio entre las adolescentes latinas ha sido la más alta entre todos los grupos. Las causas son complejas, pero quiero animar a las latinas a que busquen ayuda y, como consecuencia, salven vidas.

- Los hispanos absorben ciertos medicamentos de manera diferente a miembros de otros grupos. Por lo tanto, debemos tratar de ser muy cuidadosas cuando tomamos medicamentos, sean o no de venta con receta, además de suplementos y remedios alternativos.

- Las latinas tienen mayores probabilidades de tener cáncer cervical que otras mujeres; sin embargo, es menos probable que se hagan la prueba de Papanicolaou con regularidad. No podemos permitir que la historia familiar y cultural haga que dejemos de hacernos las pruebas que necesitamos. Quiero ayudarlas a comprender todos los riesgos de salud y alentarlas a que se hagan las pruebas que necesitan. Evitar la atención médica no las hará más sanas, pero las medidas preventivas que tomen sí pueden hacerlo.

- Finalmente, llegamos a un tema de importancia cultural y emocional: el peso. Según las tablas estándar de estatura y peso, muchas latinas tienen sobrepeso. Pero un análisis más a fondo de las investigaciones revela que muchas de nosotras tenemos una contextura diferente a la de las mujeres no hispanas, y el peso quizá no sea el mejor indicador de salud. Explicaré cómo salvar estas diferencias y formular objetivos significativos, adaptados a cada persona, para que puedan ser realistas sobre su cuerpo.

Este libro nació de las historias que muchas mujeres han compartido conmigo, mi compromiso de mejorar la salud de la mujer ahora y en el futuro, los conocimientos científicos que se están dando a conocer en este momento y la necesidad de superar las fallas en nuestro sistema médico. Sé que éste es el momento de interesarnos en nuestra salud. A pesar de que recientemente hay muchísima información sobre cómo ser más sanos, no sirve para nada si no hay un cambio fundamental en la forma en que pensamos y tratamos la salud propia.

Demasiadas veces, los líderes del campo de salud se olvidan de lo que motiva a las personas a hacer cosas nuevas. Rara vez, los datos cambian a las personas. Fomentar una nueva actitud y presentar información directamente pertinente a la vida cotidiana es lo que cambia a la gente, ya que dichos pasos apoyan su capacidad de poner en práctica los conocimientos y de tomar decisiones sensatas.

Los proveedores de servicios de salud se quejan sobre la falta

Entonces, ¿dónde comenzamos a pensar en nuestra salud de una manera nueva y positiva?

de "acatamiento" o "cumplimiento" por los pacientes. Por experiencia, pienso que el verdadero problema quizá sea que lo que les dicen no es persuasivo ni convincente. Sé que cuando las latinas queremos hacer algo, nos encargamos de los arreglos necesarios para que sucedan. Actuamos con firmeza y determinación. Hablamos con nuestros amigos y familiares—todas nuestras fuentes de confianza—para averiguar la manera de manejar lo que debemos hacer. Como latinas, escuchamos todas nuestras historias y aprendemos unas de otras.

Entonces, ¿dónde comenzamos a pensar en nuestra salud de una manera nueva y positiva? Hay tanta información que, con razón, muchos libros de salud tienden a ser tomos. A menudo están llenos de advertencias sobre cosas que sabemos que no tenemos la menor intención de hacer o debates que no son pertinentes en nuestra vida. Lo que la mayoría de nosotras necesita es sentirse segura al hablar de nuestra propia salud y recursos.

Cuando se trata de nuestro bienestar, debemos comenzar a prestarle más atención a lo que necesitamos. Tenemos que crear un entorno donde cuidar nuestra salud tenga prioridad y no lo consideremos una tarea pesada, sino algo que hacemos porque es bueno para nosotras mismas y nuestras familias. Es necesario que reconozcamos nuestros temores y *luego hagamos lo necesario para cuidar de nosotras mismas.*

De innumerables maneras, nos encontramos en una era de información donde todos estamos totalmente conectados con los demás, pero aun así, no logramos llevar una vida más saludable. No bastan los conocimientos y la pericia técnica. Demasiadas veces, se nos hace imposible combinar los aspectos de salud que *tenemos* que hacer con los aspectos más íntimos y personales de lo que sentimos y *podemos* hacer. Contar con la información es sólo un pequeño componente de nuestro éxito, y no ha de sorprendernos si estamos confundidas. Recibimos noticias de los expertos a diario. Demasiadas veces, me recuerdan a los expertos que te pueden decir diez formas de mejorar las relaciones sexuales, pero que no salen con nadie desde hace años.

Para poder lidiar bien con la atención de salud en el siglo XXI, ustedes necesitan tener una comadre, una consejera de salud que sea una buena amiga. Fui esa comadre para mi querida amiga Deborah. Tomé notas, hice preguntas, permanecí calmada (lo más que pude) y la ayudé a sobreponerse a cualquier cosa que surgiera hasta el final. En la mayoría de los casos, nos vemos forzadas a ser nuestra propia comadre. Con *La guía de salud* espero ser una de sus comadres, la amiga que les ofrece información para mejorar su salud.

La guía recalca y comparte los consejos y la sabiduría de nuestra cultura para ayudar a cada una de nosotras a abogar por nuestra propia causa y la de nuestros amigos y nuestros parientes. Significa que debemos aprender a pensar de otra manera sobre cada aspecto de nuestra salud y a valorar el estar sanas.

En el capítulo 1, comenzamos por examinar cómo nos percibimos y cómo a veces los puntos fuertes de nuestras comunidades (la familia y la cultura) deben ser atenuados. Antes de poder ver nuestra salud de manera distinta, necesitamos ver de otra forma algunas de nuestras convicciones familiares y culturales. Necesitamos reconocer las barreras y fuerzas emocionales que afectan nuestras actitudes y la forma en que cuidamos de nosotras mismas.

Una vez que comencemos a tener la mente abierta, podemos comenzar a pensar sobre el impacto de la ciencia en nuestra salud, la perspectiva cada vez más integral de la noción de enfermedad y bienestar, y los cambios en la relación entre el paciente y la atención de salud que requieren mayores conocimientos e intervención por parte del paciente. Examinamos todos estos temas en el capítulo 2. Para aprovechar la medicina del siglo XXI, necesitamos comprender lo que es un genoma y por qué tener cierto gen no determina de por sí si tienes una enfermedad específica o no.

Todos debemos comprender el concepto de factores de riesgo y cómo aplicarlo al tomar decisiones. Y lo que es más importante: necesitamos saber cómo sacarle mayor partido a nuestro cambiante sistema de atención de salud.

Con este nuevo entendimiento de nuestro legado cultural y realidades médicas, podemos concentrarnos en cuidar de nosotras mismas para maximizar nuestra salud y bienestar, como dice el capítulo 3. Tener un cuerpo sano significa mantener un estilo de vida saludable con ejercicio, buenos hábitos de comida, un entorno salubre, sueño reparador, apropiadas pruebas de detección y diagnóstico, y medicamentos cuando sean necesarios (desde medicinas recetadas hasta aspirina y remedios alternativos). Tener una mente sana significa más que simplemente no tener una enfermedad. La salud mental está al alcance de toda mujer hoy en día, dadas las nuevas estrategias de tratamiento (fármacos y terapia) y los descubrimientos recientes (del campo emergente de la sicología positiva) sobre los beneficios de la crianza afectiva, el desarrollo de virtudes y la formación del carácter. Y todos sabemos de la importancia de cultivar las relaciones, la intimidad sexual y la fe como factores clave para la buena salud.

Como latinas, para completar el círculo, también debemos reconocer que cuidar de los demás en nuestra vida—nuestros hijos, nuestras parejas y otros familiares—es otro aspecto de nuestra salud. Como comadres, necesitamos el compromiso de compartir la sabiduría adquirida al cuidar de nosotras mismas y los demás, y en el capítulo 4 exploramos lo que es necesario para cumplir con este compromiso.

Las latinas están a cargo de tomar las decisiones sobre salud en nuestras familias y comunidades, y dependen de información que pasa de madres a hijas: un poco de conocimientos científicos, un remedio casero y unas cuantas palabras para tranquilizar el espíritu. Es necesario reafirmar estas aptitudes al darles a las latinas la capacidad de incorporar también lo mejor de la ciencia y la tecnología para que acierten al tomar las decisiones de salud que determinan nuestro propio bienestar. Lo que nosotras las latinas necesitamos más son las ganas de poner en práctica información sólida y consejos prácticos para cuidar mejor de nosotras mismas.

Esto no quiere decir que debemos ignorar a nuestras familias o abandonar nuestra cultura. Para nada. Pero primero, debemos darnos cuenta de que no podemos comprometer nuestra propia salud por el bien de los demás.

Una vez que estemos llenas de ganas, estaremos listas para poner en práctica la información de la segunda parte ("Nuestras necesidades de salud: cómo encargarnos de ellas"), que contiene muchos recursos que nos ayudarán a tomar cartas en el asunto. La información en la segunda parte "Datos y recursos esenciales para las latinas" se centra en los temas de mayor interés e impacto para las latinas y sus familias. Asimismo, esta parte rápidamente disipa mitos y presenta datos de manera sucinta, además de consejos sobre formas de mantenernos al tanto de los mejores y más recientes recursos disponibles en Internet. La segunda parte también contiene un "Glosario de palabras frecuentes". La tercera parte, "Documentación y recursos", ofrece herramientas clave para organizar y mantenerse al tanto de información sobre su salud, además de sugerencias sobre valiosos recursos relacionados con la salud.

Mi madre decía a menudo, "Donde hay vida, hay esperanza". Independientemente de los problemas de salud que estén enfrentando, *La Guía de salud* está escrita para ayudar a hacer que la esperanza sea una realidad para ti. Mi sincero deseo es que todas celebremos cada día cuidando de nosotras mismas, nuestro cuerpo, mente y espíritu.

"Donde hay vida hay esperanza".

LA SALUD EN LA VIDA DE LAS DE LAS LATINAS DE HOY

Primera Parte

Cómo superar los obstáculos para gozar de buena salud

Era un fin de semana y, una vez más, iba a llamar a Yolanda para ponernos al día. Tan pronto me puse al teléfono, pude oír en su voz que le faltaba el aliento. Estaba hablando de una manera que indicaba que no podía hablar conmigo en ese momento. No era que no quisiera hacerlo, pero tenía demasiado que hacer. Tenía que llevar a su padre al médico, luego llevar a su madre a la farmacia, participar en una teleconferencia desde casa y decidir lo que iba a preparar para la cena esa noche. Como mujer esmerada con varios empleos de medio tiempo, constantemente hacía malabares para atender a sus padres, estar a disposición de su hija adolescente y lidiar con las exigencias adicionales de un esposo que sólo se encargaba de su trabajo. Le pregunté si en su horario había programado tiempo para sí misma. Se rió y respondió, "¡Por supuesto que no; no tengo tiempo!"

¿CÓMO SE LE ACABA EL TIEMPO A ALGUIEN? COMO LATINAS, a menudo las obligaciones para con nuestra familia, nuestro trabajo y nuestros demás quehaceres exigen demasiado de nosotras. En la mayoría de los casos, se trata de cosas que nos comprometemos a hacer con gusto, pero a veces nuestro entusiasmo y sentido de lo que necesitamos hacer pueden sobrepasar lo que razonablemente podemos hacer. Queremos ser buenas y útiles, y creemos que nuestros hijos y el tiempo en familia tienen prioridad. Pero la velocidad con la que les decimos que sí a los demás—incluso antes de que nos pidan algo—nos distrae y evita que tengamos en cuenta nuestra propia salud y bienestar.

Cuando las latinas hablamos entre nosotras, es obvio que compartimos sentimientos de estar agobiadas, estresadas y abrumadas. El resultado más negativo de eso es que nuestra propia salud y bienestar se convierten en las tareas más fáciles de postergar en nuestra lista de cosas por hacer.

Pero, ¿las latinas realmente son distintas? ¿Acaso no todas las mujeres se extralimitan? La respuesta es clara: sí y sí.

Hacer varias cosas a la vez no es nada nuevo entre las mujeres. Como madres, sabemos que la m de madre viene de "multiplicarse". —Eliana

En varios aspectos, las latinas tenemos mucho en común con otras mujeres: asuntos relacionados a lograr un equilibrio entre la familia y el trabajo, el placer de finalmente recibir paga equitativa por trabajo similar, la necesidad de acudir a exámenes regulares de los senos y pruebas de Papanicolaou, y así sucesivamente. A pesar de que compartimos eso, las latinas somos diferentes de maneras sutiles que tienen un impacto enorme en nuestra vida. Vivimos más años que las mujeres no hispanas, pero padecemos más enfermedades que amenazan la calidad de nuestra vida más larga. El estrés que sentimos en nuestras familias inmediatas, junto con nuestra dependencia de la familia, convierte uno de nuestros mayores puntos fuertes en vulnerabilidad. Como resultado, nos esmeramos por llevar a nuestros hijos al médico para que los vacunen y les hagan exámenes médicos, pero no hacemos citas con nuestros propios proveedores de servicios de salud.

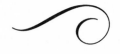

LA FAMILIA

SI BIEN LA MAYORÍA DE LAS CULTURAS VALORA LA IDEA DE "LA familia", para nosotras la familia significa mucho más. Muchas décadas de investigación apoyan nuestra experiencia personal con la familia. En comparación con las mujeres no hispanas, por lo general nos sentimos más cómodas en grupo, en comunidad y, en general, rodeadas de otros. El concepto de "primero yo" no sólo es poco atractivo para nosotras, sino que también es una señal de ser descortés y malcriada.

¿Esto significa que somos una gran familia, llena de felicidad? Por supuesto que no. Las latinas, como otras mujeres, tienen confrontaciones con sus parientes. Algunas quieren más autonomía, mientras que otras quieren menos. No hay un estilo de vida uniforme. Sin embargo, tratamos de aprender a aceptar lo que nuestra familia significa para nosotros y el impacto que tiene en nuestra vida.

La cultura hispana impone una fuerte necesidad de tener conexiones familiares, incluso cuando los parientes están físicamente lejos, las relaciones no son precisamente ideales o existe una distancia emocional. Y cuando no tenemos la familia que queremos, entablamos nuevas relaciones para tener la sensación de pertenecer a algo. Nuestro concepto de familia lo abarca todo hasta el ir más allá de familiares consanguíneos para incluir a personas que son parte de nuestra comunidad emocional. Es una forma única de conectarnos con los demás y de alimentar ese fuerte sentido de la familia en nuestra cultura.

Cuando nos juntamos, nos preguntamos sobre nuestros familiares, amigos y parejas al tratar de ver las conexiones que podrían existir. Para las latinas, esta sensación de pertenecer a un grupo es importante. Nuestros modelos a seguir no son aquellas latinas solitarias e independientes, sino más bien mujeres que están conectadas a otras. Nos gusta ser—y muchas de nosotras necesitamos ser—

23

parte de una familia. Esto es bueno por muchos motivos. Las personas que están conectadas a otros tienden a ser más longevas y más saludables; también son menos propensas a padecer de depresión. Éstas son las consecuencias beneficiosas del concepto de familia que tienen las latinas. Pero también hay aspectos negativos.

Lo que no nos ayuda es la idea de que sólo podemos confiar y contar con nuestra familia. Es común creer que no debemos hablar de nuestros problemas fuera de nuestro círculo inmediato ni pedir ayuda fuera de él. Este tipo de enfoque en la familia va más allá del cariño y se convierte en un elemento de control. Incluso puede atraparnos en situaciones que son intolerables. Es en este momento que la familia se transforma en un yugo emocional que nos impide hacer lo necesario para satisfacer nuestras propias necesidades como personas.

Hacer cosas para nosotras se nos hace difícil debido a la forma en que determinamos nuestras prioridades. Nos convencemos de que hay muchas cosas que tenemos que hacer por los demás. Vivimos como si cada día tuviera más de veinticuatro horas. Primero, cuidamos de nuestros familiares y amigos, luego cumplimos con nuestras obligaciones laborales, luego nos ocupamos de la casa y, finalmente, mantenemos nuestra ropa y cosas en orden. Al final del día sólo hay suficiente tiempo como para ponernos la piyama, acostarnos y sólo si tenemos suerte, nos queda tiempo para dormir lo suficiente. Luego, el mismo ciclo se repite al día siguiente. Las familias pueden ser maravillosas, pero también pueden ser agotadoras. ¿Cómo podemos encontrar un equilibrio entre el amor por la familia y lo que podemos hacer razonablemente? Comprender la necesidad de llegar a ese equilibrio es importante, pues es el primer paso hacia nuestra propia salud. Para cuidar de nosotras mismas, necesitamos tiempo, aunque debamos quitárselo a todos aquellos que son parte de nuestra vida.

Ya que todos a tu alrededor se benefician de lo que haces, también les conviene que permanezcas sana, feliz y llena de energía.

LA CULTURA

Jane, no sé cómo decirte que todas somos diferentes. No todas comemos frijoles.
—Carmen

Mi familia está acá desde hace 300 años; mis valores son distintos. —Leticia

Vivo en este país desde hace 40 años y siempre me he sentido extranjera. —Lucy

CADA VEZ QUE LA GENTE SE REÚNE CON REGULARIDAD, creamos una forma de ser e interaccionar. La cultura es lo que comemos, decimos, hacemos, vestimos, rezamos, amamos y odiamos. La cultura se manifiesta en la escuela, el trabajo, la iglesia y las comunidades, y en cada una de nuestras familias. Cada grupo de personas crea formas de hacer las cosas que las unen. La cultura tiene que ver con la manera en que nos vemos a nosotros mismos y nos relacionamos con los demás. Incluye de todo, desde el idioma que usamos hasta la forma "correcta" de hacer las cosas.

No te puedes imaginar el número de personas que critican mi uso de los términos *hispano* y *latina*. Generalmente me preguntan, "¿Cómo puedes usar esas palabras cuando los *hispanos* o las *latinas* incluyen tantos grupos de personas tan diferentes?" Mi respuesta siempre es la misma: "De la misma manera que usamos *blanco no hispano o anglo*". El hecho de ser una combinación de varias culturas sólo enriquece lo que somos.

Lo admitan las latinas o no, nuestra propia mezcla de culturas afecta todo lo que hacemos. Demasiadas veces, nos hacen sentir que no pertenecemos a la cultura que nos rodea. ¿Con qué frecuencia nos preguntan "de dónde eres" a las latinas? (Respuesta: "Los Ángeles".) Luego sigue otra pregunta con más énfasis, "No, de verdad, ¿de dónde eres?" (Respuesta: "Mis padres son de

25

Arizona".) Este tipo de comentarios, ciertas miradas y las sutilezas de la política de exclusión y prejuicio nos desgastan y privan de la energía derivada de nuestra convicción en *sí se puede*. Demasiadas veces, la gente nos mira, escucha nuestros nombres o nos oye hablar y supone que no somos estadounidenses. Pero sí que somos estadounidenses.

En un viaje reciente fuera de los Estados Unidos, algunas de las personas que conocí comentaron que era una "estadounidense simpática". Esa combinación de palabras me pareció rara porque cuando estoy en casa, mis conciudadanos no me consideran estadounidense sino alguien de otra parte. Y luego estaba esa mención de "simpática". "Simpática", me enteré en conversaciones adicionales, quería decir que me comportaba como alguien que valora otras culturas, trata de hablar el idioma y es cortés. Lamentablemente, el estadounidense promedio es visto como alguien que se viste demasiado informalmente para el lugar o entorno, habla gritando y da por sentado que todos entienden inglés.

También nos vemos afectadas por las opiniones fluctuantes sobre la cultura y el significado de pertenencia. En los ochenta, se hablaba mucho de la necesidad de que las personas que no habían nacido en los Estados Unidos adoptaran la cultura predominante y se asimilaran a ella. Para tener éxito, las latinas debíamos pasar por un proceso de aculturación. No me parecía una buena idea, pues significaba que para ser parte de la típica sociedad estadounidense, tenía que renunciar a mi propia cultura. No me entusiasmaba la idea de tener que renunciar a algo que valoraba tanto.

Hoy en día, hemos evolucionado como sociedad hasta un punto en que la aculturación no implica renunciar a la cultura propia sino que se produce un intercambio cuando los diferentes grupos viven y trabajan juntos. Se refiere a que las comunidades pueden aprender unas de otras. Ponte a pensar en lo que define a la cocina estadounidense. Aunque muchas personas todavía

En realidad, cuando era joven no pensaba mucho sobre ser hispana o latina. Siempre me consideré alguien que habla inglés y que puede hablar español. Mi opinión sobre quién soy cambió cuando mi madre y yo fuimos a uno de esos kioscos de carnaval donde juegas algo y terminas ganándote un juguetito de plástico. Como no soy muy coordinada, evité los juegos que requerían disparar o tirar bolas. Opté por el juego en que tratas de encajar aros en un bloque de madera.

Mientras tiraba los aros al azar, me sorprendió que mi último aro fuera a parar exactamente sobre el bloque. Supe inmediatamente que había ganado el muñeco de peluche más grande. Llena de alegría, grité, "¡Gané! ¡Gané!" No sé qué me sorprendió más: haber ganado o que había anunciado mi alegría en español.

En ese momento me quedó muy claro la complejidad de las culturas. Sabía que hablaba inglés 98 por ciento del tiempo, pero cuando llegó el momento de expresar emociones profundas, lo hice en español.

—Jane Delgado

piensan primero en el kétchup, hoy en día, se vende más salsa.

Pero aparte de la salsa, la pregunta que debe responder cada latina es, ¿qué significa ser latina en los Estados Unidos? La respuesta es simple: significa cosas distintas para diferentes personas. Pero ésa no es la respuesta que quiere escuchar la gente. La mayoría de las mujeres que no son latinas están buscando una forma fácil de representar lo que somos. La prensa estadounidense convencional, que tiene tanta influencia en la forma en que se nos percibe y cómo nos vemos nosotras mismas, no refleja todos nuestros roles e identidades.

Las imágenes de las latinas en la televisión (ya sea en inglés o español) son distorsionadas y excesivamente dramáticas. La ventaja para las latinas que ven televisión en español es que nos asignan todo tipo de papeles. En los medios de habla inglesa, generalmente se nos representa ya sea como empleadas domésticas o apasionadas amantes. Algunas de nosotras somos ambas cosas; la mayoría, ninguna de las dos. Tenemos que ver lo que es saludable para nosotras y buscar en los medios modelos a emular que se parezcan a nosotras.

También somos un grupo numeroso y significativo de mujeres. Desde el 2009, una de cada seis mujeres en los Estados Unidos es latina. Esto significa que hay igual número de latinas en los Estados Unidos como personas en toda Australia.

Dada nuestra diversidad y cantidad, deberíamos ser una porción altamente valorada de la sociedad. En vez de eso, demasiadas veces se nos clasifica bajo el término genérico *minoría*, que con su uso e implicaciones subestima nuestro impacto y devalúa nuestros aportes. Esta menor valoración por la sociedad nos quita las ganas que necesitamos para enfrentar el día a día y, en particular, afecta nuestra salud.

Pero que este desánimo quede en el pasado, porque el futuro requiere reavivar nuestro entusiasmo.

Cómo conciliarlo todo

N UESTRO RETO ES DELEITARNOS EN LOS ASPECTOS POSITIVOS DE LA familia y cultura a la vez que nos libramos de las cosas que nos limitan en la vida. Velar por nuestra salud significa que debemos tener ganas en cantidades enormes, ya que la salud requiere de nuestra participación activa. Nuestra combinación única de respeto típicamente latino y seguridad en nosotras mismas, la cual proviene de nuestro lado estadounidense, hará que tengamos éxito cuando demos los pasos necesarios para mejorar nuestra salud.

Ya que tu salud y bienestar son de vital importancia, debes cuidarte. Recuerda, todo comienza contigo.

Cómo aprovechar mejor la medicina actual

MIENTRAS QUE ALGUNAS LATINAS NO SE QUIEREN CONCENTRAR en su propia salud porque están demasiado ocupadas cuidando a sus familias, otras latinas tienen la esperanza de que sus problemas de salud desaparezcan si no hablan sobre ellos, y otras más se sienten limitadas por los tabús de hablar sobre su propia salud.

A un nivel básico, a veces no podemos hablar sobre nuestra propia salud porque nos es imposible encontrar las palabras para expresar lo que sentimos. Esto es particularmente cierto cuando hablamos en inglés. En inglés, *health* se refiere solamente a la salud física; la salud mental y la espiritual se dejan a otros campos de estudio. Para las latinas, esto hace que no confiemos en el sistema de atención de salud. Como me preguntó una amiga, "¿Cómo un proveedor de servicios de salud puede saber lo que me pasa si no conoce mis sentimientos ni sabe de mis problemas?"

Durante muchos años, existió el mito de que las latinas preferían la medicina popular. En realidad, los practicantes de medicina popular eran de los pocos proveedores de servicios de salud y atención de salud localizados dentro de la comunidad y que sabían el idioma y las costumbres. El sistema de atención de salud típico de la sociedad estadounidense no sólo era algo que estaba físicamente fuera de la comunidad, sino que también tenía un enfoque fragmentado. Consideraba la salud del cuerpo de forma separada a la de la mente y el espíritu. Como resultado, las latinas acudían a practicantes que estaban dentro de la comunidad, hablaban el idioma y comprendían la cultura. Fue así que la medicina popular atraía a la mayoría de sus adeptos.

Cuando éramos pequeños y teníamos lesiones musculares, íbamos donde la sobandera. No sé cómo decirlo en inglés. Todos sabían quién era; era como una... persona mayor sabia. Lo que hacía era físico y espiritual... era algo entre masajista y curandera. ¿Quizá algo así como una terapeuta no especializada? No sé cómo explicarlo. Todo lo que sé es que nos surtía efecto. —Concha

Un ejemplo de esto fue la función tradicional de la sobandera. Latinas desde el sur de Texas hasta Colombia y Venezuela sabían dónde encontrar a la sobandera, la mujer que trataba huesos dislocados por medio de masajes terapéuticos. Era una combinación de cura corporal y mental, además de un pequeño componente espiritual. Algunas de nosotras vamos a hacernos masajes para obtener resultados similares y en algunos casos, nos complace descubrir que nuestro plan de seguro médico los paga. Pero, en general, mucho de lo que se asemeja a la "medicina popular" ha sido menospreciado por la comunidad médica establecida. Como resultado, algunas latinas han evitado recurrir al sistema establecido de atención médica moderna, a no ser que se trate de una enfermedad grave.

La buena noticia para todos es que el sistema médico establecido está comenzando a aceptar y comprender lo que las latinas saben desde hace tiempo: que existe una compleja interrelación entre el cuerpo, la mente y el espíritu.

Nuevos enfoques médicos que tienen más en cuenta a las latinas

Los enfoques alternativos e integrales, que incorporan muchos aspectos de la medicina popular, son cada vez más comunes. Según el Estudio sobre la Salud de la Mujer en Todo el País (Study of Women's Health Across the Nation o SWAN, por sus siglas en inglés) que realiza actualmente el Institutos Nacional de Salud (National Institutes of Health o NIH), 43 por ciento de las mujeres hacen uso de la medicina complementaria y alternativa de manera continua, mientras que 33 por ciento son usuarias esporádicas. La popularidad de estos métodos demuestra claramente la importante función que desempeñan en nuestra vida. Aunque estemos más cómodas con los enfoques caseros y de auto atención porque sentimos que controlamos nuestro cuerpo, mente y espíritu, también debemos reconocer la importancia del diagnóstico, medicamentos y tratamientos contemporáneos.

El té caliente es bueno y el caldo de pollo mejor aun. Investigadores de la Universidad de Cardiff en Gran Bretaña demostraron que beber una bebida caliente, en vez de a temperatura ambiente, "ofrece alivio inmediato y sostenido de síntomas como la congestión nasal, tos, estornudos, dolor de garganta, frío y cansancio". Se ha demostrado que el caldo de pollo tiene una sustancia adicional que ayuda a destupir la nariz.

Felizmente, algunas prácticas de la medicina alternativa han pasado a ser parte del sistema establecido.

Para hacer que esta combinación de prácticas de salud sea segura para todos nosotros, se creó en 1998 el Centro Nacional de Medicina Complementaria y Alternativa (National Center for

Complementary and Alternative Medicine o NCCAM, por sus siglas en inglés). El NCCAM es parte del prestigioso y científicamente riguroso National Institutes of Health y supervisa la investigación sobre los diversos sistemas, prácticas y productos médicos y de atención de salud que generalmente no son considerados parte de la medicina convencional del sistema establecido. Los nuevos centros de atención de salud integral o integrada están realizando investigaciones para entender las conexiones que nosotras las latinas siempre hemos reconocido: cuerpo, mente y espíritu son todos parte de lo que somos y lo que nos permite funcionar. Y muchos otros indicios apuntan hacia el tipo de sistema de atención de salud que las latinas quieren.

Las latinas siempre hemos hablado sobre la salud de una manera más integral. La fuente de nuestros conocimientos es la experiencia que tenemos y compartimos unas con las otras. Las latinas son parte de una comunidad que sabe que la salud es íntima y personal.

Conocimiento del sistema médico

No me gusta ir a consultas médicas. Yo misma me encargo de cualquier cosa que necesite para estar bien. Tengo que cuidar de mí misma.
—Mujer por teléfono

SI EL OBJETIVO ES PERMANECER SALUDABLE, ENTONCES, CONSULTAR con un proveedor de servicios de salud cuando nos sentimos bien es esencial para lograr el objetivo. Así como sabemos que debemos llevar a nuestros hijos a chequeos médicos para ver si están bien, también es necesario que nosotras hagamos lo mismo.

Un tercio de las latinas no tienen seguro médico, pero incluso las que sí tenemos seguro evitamos ir a nuestros proveedores de servicios de salud. Tenemos la tendencia a esperar hasta que estamos muy enfermas, y entonces los tratamientos tienen limitaciones en su capacidad de sanarnos.

Para muchas latinas, tratar con cualquier aspecto del sistema de atención de salud—ya sea visitar a un nuevo proveedor de servicios de salud, hacernos pruebas de seguimiento o ir al hospital—nos hace sentir que estamos entrando a un mundo diferente. Para la mayoría de nosotras, este sistema no es parte de nuestra experiencia. No confiamos en él. Las personas que nos atienden no son siempre amables. Con frecuencia hay trabas en el camino, el lenguaje que las personas usan no es del todo claro, la comida no es la que estamos acostumbradas a comer y no sabemos qué enfrentaremos. Sin embargo, para que a las latinas les vaya bien, debemos ingresar a este sistema y usarlo para nuestro propio beneficio.

Es fácil sentirse perdida o desorientada en territorio desconocido, pero aun así, tenemos que tomar muchas decisiones. Las personas *dentro* del sistema médico hablan de poner énfasis en los pacientes al prestar servicios de salud, de centrarse en el paciente y darle prioridad. Pero aunque esto suene bien, no siempre es tan conveniente como parece. *Centrarse en el paciente* da a entender que el paciente decide la mejor forma de proceder. A algunas de nosotras nos gusta estar a cargo, pero hay veces que queremos que otros decidan y se hagan cargo de nuestro cuidado. Otras veces, puede que estemos demasiado cansadas, enfermas, preocupadas o agobiadas para sortear los caminos del mundo de la medicina.

Darle al paciente el poder de decisión no necesariamente mejora nuestra experiencia con la atención de salud. Nos hace ponernos a la defensiva y, aunque la mayoría de nosotras se siente bien atendida por su proveedor de servicios de salud en particular, no le tenemos fe al sistema en general. Es por eso que la insatisfacción relacionada al sistema de salud es algo generalizado entre las latinas. Mientras nosotras nos sentimos alienadas, los proveedores de servicios de salud se sienten frustrados por no poder comunicarse más extensamente con nosotras.

La necesidad de ir al hospital u hospitalizarnos magnifica todos esos sentimientos y aumenta el nivel de desconfianza. A menudo, no nos atiende nuestro médico de cabecera y caemos en las manos de un "hospitalista". ¿Hospitalista? Probablemente se están preguntando qué o quién es. El hospitalista es el doctor que coordina la atención del paciente con el resto del personal médico mientras estás en el hospital. El problema es que es poco probable que conozcas al hospitalista. Además, el hospitalista cambia en cada turno. Ya que nuestra relación con nuestro proveedor de servicios de salud es primaria, la organización misma de la atención de salud es incompatible con lo que somos y esperamos como latinas. Diferentes personas nos hacen las mismas preguntas muchas veces y, debido a ello, sentimos que nadie nos estaba escuchando la última vez que respondimos a esas preguntas. Nos sentimos ignoradas y solas, y nos preguntamos si nuestra atención está siendo manejada indebidamente. Pero ésa no es la intención de ningún proveedor de servicios de salud. Nadie comenzó a ejercer la medicina con el objetivo de prestar atención subestándar.

La situación se complica porque al mismo tiempo que estamos descontentas con el sistema de atención de salud, la mayoría de los consultorios, clínicas y hospitales está pasando apuros para sobrevivir dados los cambios que están ocurriendo en la normatividad, la situación económica y las formas de ejercer medicina. Hay nuevas fuentes de tensión para todos los involucrados. ¿Quiere decir esto que la consulta médica será negativa e impersonal? En absoluto. La confianza que lleguemos a tenerle a nuestro proveedor de servicios de salud determinará la relación.

Pero también tenemos que pensar en formas nuevas. Se está reemplazando a los hospitales de vecindario—esos de casi "servicio completo" que tenemos cerca de casa—con instituciones regionales más especializadas para que todos podamos tener

LISTA PARA LAS CONSULTAS CON TU PROVEEDOR DE SERVICIOS DE SALUD:

1. Confirma tu cita y haz cualquier preparativo especial que sea necesario (cuidado de tus hijos, ayuno, transporte, traducción, etc.).

2. Haz una lista de todas las preguntas que tengas.

3. Lee lo que escribiste en las herramientas (en la tercera parte).

4. Lleva lo que escribiste en "Acerca de mi salud" para que puedas proporcionar información precisa sobre lo que has estado haciendo para permanecer saludable y qué síntomas tienes.

5. Si tienes seguro, lleva tu tarjeta de seguro.

6. Si ésta es la primera visita a tu proveedor de servicios de salud, llega al consultorio temprano. Necesitarás tiempo para leer cuidadosamente y llenar todos los formularios que te den a firmar.

7. Responde todas las preguntas con exactitud.

8. Toma notas o, si prefieres, haz que alguien te acompañe para que tome notas. Si no entiendes lo que te dicen, pide que te lo vuelvan a explicar.

9. Asegúrate de entender cuándo y cómo tomar tus medicamentos, qué pasos debes dar para cuidarte, cuál es el propósito de cualquier prueba que te hagan, qué alternativas a las recomendaciones podrían ser útiles y qué significan los resultados de cualquier prueba u otro procedimiento.

10. Pregunta cuándo debes regresar para una consulta de seguimiento.

acceso al más reciente equipo y profesionales expertos. Además, algunas latinas y sus familiares participan de la tendencia del turismo médico o viajes fuera de los Estados Unidos para procedimientos médicos. Hoy en día, hay menos posibilidades de que la medicina esté "cerca de casa" y en entorno conocido. Mantener la mente abierta significa comprender que podrán suceder cambios pronto, como tener una consulta con nuestro proveedor de servicios de salud por teléfono celular.

La lista anterior nos da los pasos específicos que podemos dar para hacer que nuestras consultas médicas e intercambios con los proveedores de servicios de salud sean más productivos.

Estar informada cuando das consentimiento

En los Estados Unidos, tú o alguien que te represente tiene que dar autorización para que recibas tratamiento. Esto se denomina consentimiento. Das un consentimiento simple no sólo con lo que dices sino también con lo que haces. Demuestras *consentimiento* cuando sigues los consejos que te da tu proveedor de servicios de salud, lo que incluye hacerte pruebas y comprar tus medicamentos.

Mi cirugía iba a empezar en media hora. Como es natural, estaba esperando preocupada en lo que, en el mejor de los casos, era un cuartito de espera antes de la operación, cuando una enfermera entró y me dio un sujetapapeles con unos formularios para firmar. Ya me estaba sintiendo desorientada, porque los hospitales no son mi lugar preferido. Leí superficialmente lo que estaba por firmar y pregunté, "¿Qué es esto de histerectomía total que estoy por firmar?" Como si fuera lo más común del mundo, la enfermera me contestó: "Histerectomía abdominal total". Estaba espantada cuando dije, "Es un error. Sólo me van a sacar un quiste". La enfermera me miró molesta y me dijo bruscamente, "Esto es lo que todas firman, en caso de que sea necesario hacer más. Fírmelo no más". Fue entonces que me rehusé a firmar hasta hablar con mi cirujano.   —Jane Delgado

Cuando las posibilidades son más altas de que ciertas situaciones terminen mal—esto es, cuando los riesgos son mayores—tu proveedor de servicios de salud, el grupo médico u hospital te pedirán que otorgues *consentimiento con conocimiento de causa (informed consent)*. Firmar un formulario y otorgar consentimiento significa que comprendes cuáles son los riesgos, qué te van a hacer y cuáles son los resultados que se esperan. Debes otorgar tu consentimiento con conocimiento de causa libremente—esto es, de manera voluntaria—especialmente si vas a ser parte de un estudio de investigación. No te pueden forzar a participar.

> *Me operé porque mi doctor me dijo que me ayudaría a tener reglas menos dolorosas. No sé qué hizo, pero ahora no puedo tener hijos. Espero casarme algún día, pero ahora no sé si alguien querrá casarse conmigo.* —Mujer por teléfono

Es tu derecho y responsabilidad estar informada y dar tu consentimiento para la atención que recibas. Por eso es tan importante que leas cuidadosamente cualquier documento que te den a firmar. Tu proveedor de servicios de salud dará por sentado que comprendes todo lo que se te dice a no ser que digas lo contrario. Es mil veces mejor que te comuniques claramente, preguntes lo que no entiendes y repitas las cosas, en vez de descubrir que te falta una parte del cuerpo o que tu información ha sido compartida con otros.

En tu primera visita a un centro de atención de salud, generalmente te dan a llenar muchos formularios. La mayoría de nosotras simplemente los firmamos para poder acudir a nuestra cita. Esto puede ir en contra de tus intereses. Necesitas leer cuidadosamente todos los formularios que te den. El asunto del consentimiento es un aspecto esencial de tu atención de salud.

En algunos hospitales, cuando te admiten, es posible que te den a firmar formularios que dicen que te puede brindar tratamiento cualquier proveedor de servicios de salud y que los estudiantes de medicina pueden participar en tu atención. Para cirugía, tu proveedor de servicios de salud a veces te dará con anticipación los formularios de consentimiento con conocimiento de causa, para que los puedas leer en casa y llenes los formularios antes de traerlos al hospital. No los firmes hasta tener respuestas para todas tus preguntas. Si no entiendes claramente lo que significan dichos documentos, debes encontrar a alguien que pueda hablar contigo sobre los formularios y explicarte lo que significan las cláusulas específicas. Si lo que te dicen no es aceptable, entonces tienes el derecho a negarte. En ese momento, tú y tu proveedor de servicios de salud tendrán que hacer otros planes.

Es un hecho: hoy en día, el sistema de atención de salud no es la medicina de tu madre, y todos lo agradecemos. La medicina moderna ahora incluye aspectos de la medicina alternativa y popular, las ciencias encierran gran promesa, y el sistema de atención de salud continúa evolucionando.

Las latinas debemos reconocer lo obvio: el sistema de atención de salud puede ser confuso e incluso hostil. El reto es hacer lo que nosotras, las latinas, hacemos mejor: encontrar nuestro propio camino dentro del sistema de atención de salud.

Será mejor: Avances científicos

TENER UN PAPEL ACTIVO EN NUESTRA ATENCIÓN DE SALUD TIENE verdadero impacto en nuestras vidas. Muy pronto se brindarán incluso mayores beneficios de salud, especialmente si mantenemos y mejoramos nuestra salud. La ciencia médica está en el umbral de descubrimientos que harán que nuestros servicios de salud sean incluso mejores y más pertinentes para nosotras.

En el pasado, demasiadas veces se desalentó a latinas que sentían entusiasmo por las ciencias. Sin embargo, es por medio de los descubrimientos científicos que están surgiendo posibilidades emocionantes que podrían tener un impacto radical en nuestra vida y la de nuestros hijos. El problema es que la aplicación de lo que se aprende en el laboratorio a la atención del paciente puede tardar de diez a quince años, y que esa información llegue a las latinas puede tardar aun más. Lo que hace que el progreso sea incluso más complicado y confuso para todos es el hecho de que la nueva información a veces contradice puntos de vista que se consideraban correctos y se requiere una reevaluación de premisas y prácticas. El progreso no siempre es una línea recta; a veces es una curva y se aleja antes de tomar el curso correcto.

Un buen punto para comenzar a hablar sobre el futuro es compartir lo que he aprendido sobre tres campos de investigación y desarrollo particularmente promisorios: el genoma humano, la nanotecnología y regeneración humana. Quizá suenen muy futuristas, pero la investigación está avanzando y serán una realidad.

El genoma humano

Asombrosamente, la diferencia entre los genes de una persona a otra es menos de 3 por ciento. Somos más parecidos de lo que jamás nos imaginamos. Obviamente, las pequeñas diferencias pueden tener un impacto enorme.

Cada especie tiene un genoma, esto es, un conjunto de instrucciones a las células para que formen un nuevo miembro de esa especie en particular. En el caso de los seres humanos, nuestro genoma está compuesto de aproximadamente veintitrés mil genes. Nuestros genes dan instrucciones para que cada persona se desarrolle a partir de una célula hasta formar un organismo con setenta y cinco billones a cien billones de células. Existen mensajes muy importantes para las latinas en nuestro código genético que mejorarán nuestra salud.

¿QUÉ QUIERES SABER?

Al pensar sobre tu salud, debes comenzar a pensar cuánta información deseas. Aunque en el 2008, el costo de determinar el mapa genético completo de una persona era $100,000, algunas empresas están tratando de reducir el costo a $5,000 y, finalmente, a $1,000 y quizá incluso menos.

Las preguntas que toda latina debe hacerse son: ¿Cuánta información quiero realmente? ¿Qué hago con toda esa información? ¿Voy a usar la información para cambiar mi forma de vida? ¿Preferiría no saber que corro el peligro de tener ciertas enfermedades?

Cuando los científicos comenzaron a estudiar y mapear el genoma humano, se creía que podrían identificar cuál gen es responsable por cada enfermedad e incluso cuáles genes determinan nuestra conducta. La esperanza era que con esta información sería posible determinar a cuáles enfermedades la persona era más propensa, como también explicar por qué algunas personas tienen mayores probabilidades que otras de recuperarse de sucesos difíciles en la vida. La premisa era que si uno sabía que había un gen o característica para una enfermedad específica y que uno tenía ese gen, podía estar bastante seguro de que padecería determinada enfermedad o se comportaría de cierta manera.

En un momento dado, los científicos pensaban que sabían mucho porque habían mapeado el genoma humano. Luego en el 2008, el Dr. J. Craig Venter, pionero y destacado científico en el campo de la investigación genómica, y su equipo le mostraron a la comunidad científica que quedaba más trabajo por hacer, ya que ambos lados del ADN no eran idénticos. Aparentemente, los científicos habían mapeado sólo la mitad del genoma humano.

Muchas personas anticipaban que las investigaciones iniciales sobre el genoma humano resultarían en "terapia genética" para tratar o prevenir enfermedades. También pensaban que los resultados de las investigaciones les proporcionarían una manera de explicar por qué hay variaciones en la forma en que respondemos a los sucesos de la vida. Resulta que esta forma de pensar distorsionaba muchísimo nuestro entendimiento de las enfermedades y la conducta. Un buen ejemplo es la diabetes en la comunidad hispana.

En el nuevo milenio, los hispanos fueron bombardeados con noticias de la epidemia de diabetes y el hecho de que los hispanos eran más propensos a la enfermedad. Ya que las latinas oyeron tan a menudo que la diabetes era una epidemia entre nuestras familias y comunidades, muchas dieron por sentado que se debía a nuestras características genéticas. En un golpe de fatalismo, algunas latinas se resignaron al hecho de que les daría diabetes. Creían que ser hispanas significaba que no había nada que pudieran hacer para evitar que les diera diabetes.

Hoy en día, sabemos que la situación sobre la diabetes en la comunidad hispana no se presentó debidamente. No existe un solo gen para la diabetes, y la diabetes en la comunidad hispana posiblemente se deba a una variedad de razones. Es más, los investigadores están descubriendo que *diabetes* posiblemente sea un término que incluye a muchas enfermedades.

A medida que los científicos se iban enterando más sobre el genoma humano, descubrieron que, a fin de cuentas, el ejercicio, la dieta y el peso quizá sean mucho más importantes que los genes. En el caso de la gran mayoría de las enfermedades, no existe un solo gen o conjunto de genes que la causa. Las excepciones son aquellas enfermedades poco comunes que son causadas por un trastorno genético, como la enfermedad de Huntington.

Sin embargo, en la mayoría de los casos, nuestros genes sólo aumentan las probabilidades de que se presente cierta característica o enfermedad. No garantizan que la tendremos. En vez, las investigaciones recientes se han concentrado en averiguar qué hace que un gen—o más probablemente, un conjunto de genes—se active o no. Al parecer, pueden activarlos nuestras experiencias, los factores a los que nos exponemos e incluso nuestras emociones. En otras palabras, sea lo que sea lo que determina si tenemos una enfermedad o una característica, ello no está dictaminado por solamente nuestros genes, sino también es estimulado o atenuado por el mundo que nos rodea. La cultura y la familia son importantes.

MEDICAMENTOS SÓLO PARA TI

A medida que desenmarañan la complejidad del genoma humano, los investigadores están desarrollando nuevos tratamientos adaptados a la persona (farmacogenómica). El futuro de la medicina está en el desarrollo de tratamientos específicos a las enfermedades de cada persona. Esto maximizará los resultados positivos y minimizará las secuelas negativas. La estrategia de la medicina de ofrecer una solución igual para todos quedará en el pasado; la medicina precisa es el futuro.

Igualmente importante es el hecho de que, con respecto a cómo las diversas influencias se congregan y afectan la salud, cada persona es única. Lo que funciona mejor para una persona a menudo es diferente a lo que funciona para otra.

La epigenética

El campo de la epigenética—el estudio de lo que mantiene activo un gen bueno y lo que se debe hacer para desactivar un gen malo—se originó de la necesidad de comprender los factores que activan las enfermedades y la buena salud. "La epigenética continuará ampliando nuestros nuevos conocimientos sobre el genoma humano y nos ayudará a comprender mejor la función del entorno en regular los genes que protegen nuestra salud o nos hacen más susceptibles a las enfermedades", predijo el Dr. Elías A. Zerhouni en el 2008, cuando era director de los Institutos Nacionales de la Salud (National Institutes of Health o NIH, por sus siglas en inglés).

Sé sobre los genes, pero ¿qué quieres decir con epigenética? ¿Cómo se escribe? Nunca he oído de eso. Pensé que todo era cuestión de los genes.—Carmen

Afortunadamente, aún falta terminar de escribir la historia completa de este misterio. Este campo promete muchísimo, y como latinas, debemos permanecer alerta acerca de las formas en que estos descubrimientos están cambiando la medicina.

NANOMEDICINA

Otro campo en el que la medicina está cambiando tiene que ver con el uso de materiales sumamente pequeños. *Nano* proviene de *nanómetro*, que es la milmillonésima parte de un metro. En años recientes, los investigadores han producido moléculas, robots y máquinas que son invisibles a simple vista, incluso con la mayoría de los microscopios. Cada nanosustancia, nanorobot o máquina nanométrica tiene un tamaño de 100 nanómetros o menos. En otras palabras, en el punto sobre esta i podrían caber miles de estas nanosustancias. Las sustancias u objetos así de pequeños pueden programarse para que ingresen a las células vivas y cambien la forma en que funcionan.

La nanomedicina es el uso de nanotecnología o nanosustancias para mejorar nuestra salud. Según la Administración de Alimentos y Medicamentos (Food and Drug Administration o FDA, por sus siglas en inglés), se están usando materiales en nanoescala en dispositivos médicos, medicamentos recetados, sustancias farmacológicas de venta sin receta como protector solar, alimentos y aditivos de color, suplementos alimentarios y cosméticos. Incluso existe la promesa de cirugía sin tener que cortar tejidos. En este momento, la inquietud es que la FDA no ha establecido estándares para rotular, medir o detectar estas sustancias. Al mismo tiempo, esta tecnología ya está avanzando rápidamente, y su uso se está propagando. En marzo del 2006, había 212 productos basados en esta tecnología; para agosto del 2008, había 803. Quizá no salga en las noticias, pero estamos cada vez más expuestos a estas sustancias no reglamentadas.

EL CÁNCER Y LA NANOMEDICINA

La esperanza es que los nanorobots y nanocompuestos afecten moléculas específicas sin dañar moléculas saludables. Este enfoque contribuiría al diagnóstico oportuno, tratamiento dirigido e incluso la prevención del cáncer.

El asunto para las latinas es, ¿estas partículas minúsculas nos afectarán de manera distinta?

Ya sabemos que las latinas y las personas blancas no hispanas a menudo metabolizan los medicamentos de manera diferente. ¿De qué manera las nuevas nanomoléculas cambiarán nuestra salud? Existen indicios iniciales de que hay motivo para preocupación. Se han documentado casos en que nanopartículas que se inhalan se depositan en los pulmones y son tóxicas de la misma manera que el asbesto, un hecho perturbador. A medida que la nanotecnología avance, las latinas deben estar conscientes de los beneficios y riesgos potenciales.

Debemos mantenernos alerta con respecto a todo de nano tamaño.

La regeneración: El cultivo individualizado

Juan Enríquez, el brillante autor de *As the Future Catches You—How Genomics and Other Forces Are Changing Your Life, Work, Health and Wealth*, prueba que las células, sean humanas o no, siguen instrucciones. Por ejemplo, con el conjunto adecuado de instrucciones genéticas, una semilla produce una naranja. Pero si el conjunto de instrucciones es incorrecto o se ha cambiado, lo que crece no será una naranja, sino quizá un limón, una toronja o mandarina.

En base a lo que sabemos sobre el genoma humano y la nanotecnología, estamos comenzando a comprender cómo darles nuevas instrucciones a las células, esto es, cómo reprogramar las células. Las nuevas instrucciones a nivel celular pueden ayudarnos a curar partes del cuerpo o pueden evitar que ocurra más daño. Todo este campo de las ciencias médicas, conocido como la regeneración, es relativamente nuevo, y se hacen descubrimientos a diario.

A continuación, unos cuantos ejemplos sobre avances recientes. Primero, los relacionados a los dientes. Científicos en el NIH han averiguado cómo hacer que crezcan dientes nuevos al darles ciertas instrucciones a células madre adultas que se encuentran en sustancias cercanas a las muelas del juicio. Luego, los relacionados con el corazón. En el 2007, el NIH tuvo un simposio científico sobre la medicina cardiovascular regenerativa. El objetivo era entender mejor las células que residen naturalmente en el corazón, los factores del crecimiento para estimular la formación de nuevos vasos sanguíneos (regeneración vascular) y para reparar o regenerar tejido cardiaco (regeneración cardíaca), y técnicas para vigilar la actividad de las células. Ya que cada día se averigua más sobre tales posibilidades, todos nos beneficiaremos de formas importantes que nos ayudarán a vivir más y mejor.

Medicina adaptada a la persona en particular

Todos estos avances y otros como ellos harán que la medicina se ejerza adaptándola a la persona. Al igual que sabemos cuando compramos ropa que las tallas varían, los científicos están descubriendo que el éxito de un tratamiento a veces se debe a diferencias a nivel celular y saben que ciertos tratamientos serán exitosos debido a la constitución de una célula individual. Los investigadores están esforzándose al máximo por brindar el medicamento correcto en el momento acertado a la persona debida. Pero esto está resultando muy difícil. Por ahora, nosotras como latinas, debemos tratar de cuidar nuestra salud lo mejor posible para que, a medida que estos avances pasen a ser parte de la atención médica, podamos aprovecharlos. Se avecinan muchos cambios en nuestra atención de salud gracias a lo que prometen la ciencia y el nuevo sistema médico, que tienen en cuenta nuestro concepto integrado de salud. El camino a incluso una mejor atención de salud para las latinas está frente a nosotras.

Cómo cuidar de ti misma: Cuerpo, mente y espíritu

SÍ, ES CIERTO: EL CUERPO, LA MENTE Y EL ESPÍRITU ESTÁN INTEGRADOS. Los científicos han descubierto que existen vínculos especiales que conectan los genes, el cerebro y la conducta social. Específicamente, lo que sucede en nuestra vida en términos de entorno, tensión, nutrición y una variedad de otros factores pueden alterar el proceso de expresión genética. No podemos ver o controlar este proceso, pero sucede de todos modos.

La serotonina es una sustancia en el cerebro que desempeña una función importante en la depresión y también parece jugar un papel en el funcionamiento del sistema inmunitario. El cerebro se comunica con el sistema inmunitario. Ésa es una de las maneras en la que el cuerpo responde a lo que sentimos. Es por eso que el estrés no es algo que simplemente debemos controlar; es necesario reducirlo. (Además, el estrés produce en las mujeres más de esa peligrosa grasa abdominal.)

Aunque el estrés causa que el cuerpo responda de varias maneras, los estudios descubren una y otra vez que el estrés también viene acompañado de inflamación crónica. El resultado es que nuestro sistema inmunitario no funciona tan bien como podría o debería. La Dra. Janice Kiecolt-Glaser, de la Facultad de Medicina de la Universidad Estatal de Ohio, realizó una investigación y declaró en base a ella: "El estrés hizo que personas de 55 años tuvieran el sistema inmunitario de una de 90".

Es esencial para la buena salud poder escuchar los mensajes que recibimos del cuerpo y reconocer el impacto que nuestros sentimientos tienen en nuestra salud. Esto es más fácil para algunas de nosotras. Estoy convencida de que a menudo las latinas escuchamos más lo que nos dice el cuerpo y nuestro mundo interior porque estamos más conscientes y aceptamos más la conexión entre el cuerpo, la mente y el espíritu. Quizá esta capacidad tenga que ver con la manera en que decimos las cosas en español o quizá la expresión emocional simplemente sea un aspecto aceptado de nuestra vida y de quiénes somos.

Entender que el cuerpo, la mente y el espíritu trabajan juntos puede mejorar nuestra salud y nuestra capacidad de recuperarnos y mantenernos sanos. Cuando sabemos que nuestra salud es el resultado de hábitos saludables—atención médica regular, hábitos sanos de alimentación, relaciones afectuosas, sexualidad placentera, satisfacción significativa de nuestras necesidades emocionales y espirituales—tenemos mayores probabilidades de ser felices y sentirnos bien. Con demasiada frecuencia, los mensajes sobre salud que se envían a todas las mujeres no tienen efecto en nosotras porque no vemos de qué manera se aplican a nuestra vida. Escuchamos los mensajes, pero no tienen un impacto en nuestra vida porque no parecen reflejar lo que tiene relevancia para nosotras las latinas. Decidí tomar los mensajes clave que considero son esenciales para nosotras y adaptarlos conforme a las experiencias y valores que las latinas han compartido conmigo dondequiera que he ido.

Éstos son consejos sumamente importantes que debes hacer parte de tu vida.

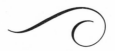

Evita el humo en todas sus formas

LAS LATINAS, EN SU MAYORÍA, HACEN CASO OMISO DE LAS ADVERtencias de no fumar porque no fuman. Pero las jóvenes latinas están fumando más. Las latinas de todas las edades deben concentrarse en un mensaje más extenso sobre el tabaquismo: No sólo no debes fumar (humo directo o de primera mano), sino que también debes permanecer lejos de lugares donde las personas fuman (humo de segunda mano) o donde hay humo. Esto incluye la parrilla, a pesar del rico olor de la comida. Luego, está el asunto de ese horrible olor que permanece en el aire cuando un fumador pasa por allí o que se impregna en la ropa y cabello cuando estás cerca de un fumador. Ahora, a eso se le llama humo de tercera mano, y también es peligroso. El humo, de primera, segunda o tercera mano, simplemente no es bueno para los pulmones.

Cuando los pulmones no funcionan bien, el corazón tampoco lo hace. Los peligros de estar alrededor de un fumador son particularmente malos para las latinas embarazadas. Si tienes cualquier duda sobre lo poco atractivo que es fumar, piensa en lo que dicen, que "besar a un fumador es como lamer un cenicero". Quizá sea demasiado descriptivo, pero también es cierto.

Y ten la certeza de esto: si fumas, éste es un excelente momento para dejar de hacerlo.

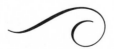

Programa un examen médico completo todos los años

¿Sabes? Nunca le he prestado mucha atención a mi salud. Tengo tanto que hacer. Hago ejercicio y como bien, y eso es suficiente para mí. Estoy bien.
—Mujer por teléfono

TODAS LAS LATINAS DEBEN ESCOGER UN LUGAR EN EL CUAL RECIBIR atención de salud de forma periódica y continua. Existen programas para ayudarnos, independientemente de nuestros recursos. En demasiados casos, las latinas tenemos la tendencia de ir al proveedor de servicios de salud sólo cuando estamos enfermas, pero muchas enfermedades se pueden tratar mejor en sus etapas iniciales, cuando quizá no nos sintamos muy enfermas. Es necesario que acudamos a nuestro proveedor de servicios de salud para recibir tratamiento a tiempo y poder evitar complicaciones. Por ejemplo, algunas latinas con clamidia que no reciben tratamiento pueden terminar perdiendo la capacidad de tener hijos. Es de especial importancia para las latinas hacerse la prueba de Papanicolaou con regularidad, pues tenemos un riesgo más alto de cáncer cervical. Cuando no se controla, la diabetes puede producir ceguera o la necesidad de amputar un pie. Con mucha frecuencia, una persona con una enfermedad transmitida sexualmente no presenta síntomas. Las latinas con más de una pareja sexual deben hacerse las pruebas de clamidia y gonorrea. Esto es particularmente importante entre las latinas de menos de veinticinco años de edad, ya que son más propensas a estas enfermedades. (En la segunda parte, examinamos éstas y otras enfermedades específicas entre las latinas.)

Restarle importancia a un síntoma no hace que la enfermedad desaparezca; mientras antes identifiquemos un problema, mayores las probabilidades de que el tratamiento sea exitoso. El objetivo es el bienestar, e ir al proveedor de servicios de salud de forma regular es la clave.

Come bien, escoge alimentos buenos para ti

Un aspecto fundamental de la buena salud es el énfasis en los alimentos que hacen que te sientas bien y te ayudan a permanecer en forma. Cuando te fijas objetivos de buena alimentación, también cuidas de tu bienestar en general y autoestima, especialmente con respecto al peso ideal para tu salud. Para las latinas y la mayoría de las demás mujeres, el término *obesidad* es ofensivo. La peor parte es que la campaña contra la obesidad les quita las ganas precisamente a las personas a quienes el bien intencionado mensaje de salud supuestamente estaba dirigido. El tema de la obesidad es un ejemplo perfecto de un caso de incompatibilidad entre la experiencia latina y lo que nos dicen.

Estamos satisfechas con nuestra apariencia. Ésa fue la conclusión del Informe del 2004 de *Dove: Challenging Beauty (Cuestionamiento de la belleza)*. Documentó algunas diferencias importantes entre las latinas y otras mujeres. Las latinas son dos veces más propensas a decir que su apariencia y su belleza son superiores al promedio. Las latinas también tienden a estar a gusto con su apariencia y a decir que lucían "bonitas". La autoestima es muy importante para la salud.

Pero si no te estás sintiendo muy positiva, olvídate de tratar de lograr algún objetivo de perfección. Ninguna de nosotras es perfecta o puede lograr un cuerpo "perfecto". Incluso las latinas que creemos preciosas no son perfectas. Las imágenes que ves en la televisión o en las revistas que hacen que las estrellas latinas luzcan perfectas son resultado de un esfuerzo intencional para crear dichas imágenes y de extensos retoques profesionales. Para estas mujeres, parte de su trabajo es dar la apariencia de ser perfectas.

Cierto, tienes rollos donde desearías no tenerlos y no tienes la piel como te gustaría. Pero todo eso está bien, pues esas imperfecciones son lo que te hacen única. El atractivo depende del color del cristal con que se mire, y eso cambia en base a todo tipo de situaciones.

> En el 2006, después de que la anorexia cobró la vida de una modelo, España fue el primer país en condenar la excesiva delgadez de las modelos. En su calidad de funcionaria regional del gobierno en Madrid, Concha Guerra, dijo, "La moda es el espejo en el que se ven muchos jóvenes que luego quieren imitar a las modelos y a los modelos que pisan la pasarela". (En el 2009, Guerra pasó a ser viceministra de cultura y turismo de España.)

Dados estos hechos, debemos aprender a amarnos a nosotras mismas, y eso incluye las características que quizá queramos mejorar. Eres quien eres. Para ser saludable, debes apreciar el cuerpo que tienes. Para toda latina, amar su cuerpo significa que cuidar de él es una prioridad de salud.

Entonces, ¿qué significa eso para nosotras? El aspecto de "salud instantánea" que se logra con el maquillaje carece de significado alguno. Para muchas de nosotras, ser gordita es tanto lo que vemos como lo que valoramos. Para los hispanos, una mujer nunca es demasiado rica, pero sí demasiado delgada. También sabemos de familiares y amigos que vivieron muchos años a pesar de tener un poco de sobrepeso. El asunto es decidir lo correcto para nosotras.

A partir de los años noventa, el gobierno comenzó a reconocer que las personas en los Estados Unidos estaban aumentando de peso. Ya que tener sobrepeso se relacionó a una variedad de problemas crónicos de salud (enfermedades del corazón, diabetes, hipertensión, etc.), la estrategia fue reducir los problemas crónicos de salud atacando enérgicamente la obesidad. El gobierno, las fundaciones e industrias comenzaron a decirnos que estábamos gordos y que ser gordos era muy malo. Al mismo tiempo, la ciencia nos decía que la relación entre el peso y algunos problemas de salud era más compleja de lo que nos imaginábamos.

De todos modos, nuestro entendimiento sobre las consecuencias del exceso de peso se volvió incluso más complejo a medida que se recopilaron más datos comparativos sobre la relación entre el peso y la estatura, conocida como el índice de masa corporal (*body mass index o BMI*). Las investigaciones demostraron que las personas con sobrepeso (BMI de 25.0 a 29.9) tenían mejores resultados de salud que las personas normales (BMI de 20.0 a 25.0) o por debajo de su peso ideal. Es más, corren mayores riesgos de salud las personas que están severamente obesas (BMI de 35.0 a 39.9), tienen obesidad mórbida (BMI de 40.0 a 49.0) o son súper obesas (BMI de más de 50.0). A pesar de estos conocimientos, se nos continuaba diciendo a las latinas que nuestro BMI era demasiado alto, que no teníamos suficiente cintura o que nuestro peso era excesivo, o a veces, las tres cosas a la vez. Resulta que los mensajes generaron estigma en vez de motivación.

No había necesidad de un costoso estudio para documentar lo que todas sabemos. Al mirarnos a nosotras mismas, nuestras familias y nuestros amigos, podemos ver cuando tenemos libras de más. Y aunque queramos unas cuantas libras extra para suavizar nuestro cuerpo, todas sabemos que demasiado sobrepeso no es bueno.

Sin embargo, resulta que no toda la grasa es igual. Hay grasa parda, que es buena y quema energía, y grasa blanca, para reserva, que se acumula alrededor de los órganos cuando la tenemos en cantidades excesivas. El tipo blanco de grasa es el peligroso. Ambos tipos de grasa son importantes para que el sistema endocrinológico funcione bien. (O sea que ni se te ocurra hacerte liposucción, que junto con la grasa mala, elimina la "buena" que necesitas para tener buena salud y estar en forma.)

Para complicar las cosas, también sabemos que los cambios

hormonales afectan nuestras proporciones. Al inicio de la menopausia, tenemos menos estrógeno, y la grasa termina en otros sitios. Lo bueno es que la perdemos en las caderas y éstas se reducen. Lo malo es que va a parar a la barriga, donde es peligroso tener exceso de grasa. Es por eso que debemos cambiar cuánto comemos a medida que pasan los años, ya que el cuerpo necesita menos comida para funcionar bien. Si continuamos comiendo como lo hacíamos de jóvenes, la panza nos crecerá más y más. Y para colmo, cuando las mujeres están estresadas, el cuerpo produce más cortisol, sustancia que aumenta la reserva de grasa en la barriga. Lo único bueno aquí es que esta zona es la que mejor responde a una dieta saludable y mayor actividad física.

Lo cierto es que aunque todas queremos ser saludables y lucir bien, los mensajes negativos de años recientes sobre los problemas que tenemos no han alentado a suficientes de nosotras a tomar las medidas necesarias al respecto. Un análisis del 2009 sobre los hábitos saludables entre adultos comparó los de las mujeres en los Estados Unidos de 1988 a 1994 con los de las mujeres del 2001 al 2006. En estos estudios, se pesó a las mujeres propiamente, y los resultados indicaron que el porcentaje de mujeres hispanas con un BMI alto permaneció relativamente estable, mientras que el porcentaje aumentó entre las mujeres blancas no hispanas y las afroamericanas. Las cifras simplemente respaldan lo que tanto mujeres hispanas como no hispanas me han dicho: algunas estábamos cansadas de que siguieran dándonos una lista de lo que hacíamos mal, otras tomaron los mensajes negativos como un ejemplo más de nuestra supuesta "inferioridad", y varias nos dimos por vencidas después de tratar muchas veces de perder de peso.

El Dr. Jules Hirsch, un médico investigador de la Universidad Rockefeller, realizó investigaciones durante más de cincuenta años para averiguar por qué algunas personas son gordas.

> **El carácter cambiante del Índice de Masa Corporal**
> En 1998, el NIH concilió las definiciones de los Estados Unidos con las directrices de la Organización Mundial de la Salud (OMS), las cuales reducen el peso normal límite de un BMI de 27 a un BMI de 25. Esto hizo que treinta millones de estadounidenses que antes estaban técnicamente "saludables" tuvieran sobrepeso. La OMS también recomendó reducir el límite entre normalidad y sobrepeso de los tipos corporales del sudeste de Asia a un BMI de aproximadamente 23. Cambios adicionales surgirán de estudios clínicos de diferentes tipos corporales. Los datos ya indican que se deben elevar los límites para los afroamericanos. Aún estamos esperando las conclusiones que se aplican a las latinas.

Concluyó que 70 por ciento de las diferencias de peso entre las personas se debían a genes heredados de sus padres, en vez de malos hábitos aprendidos de los padres. Extensa investigación con mellizos que habían sido separados y niños que habían sido adoptados documentó que las características genéticas familiares tienen un enorme impacto en las personas. Los datos del Dr. Hirsch también documentaron por qué es tan difícil que las personas mantengan un peso saludable después de haber perdido el exceso de peso. Las conclusiones, sin embargo, fueron controversiales. Finalmente, en el 2007, *Science* informó que una variación específica de un gen en particular (designado como el FTO) tenía un gran impacto en el peso de la persona. Las personas con dos copias de esta variación pesaban, en promedio, ocho libras más que las personas que carecían de ese gen. Esta conclusión se basó en datos de treinta y nueve mil personas.

Esto significa que mantener un peso saludable es más difícil para algunas de nosotras que para otras. Ésta es otra razón para que consultes con tu proveedor de servicios de salud a fin de formular un plan sensato que puedas seguir.

Obviamente, existen industrias completas que dependen de convencerte de que perderás (o aumentarás) de peso si pruebas sus productos, método o idea. Pero como sabes, sus afirmaciones tienen como propósito vender sus productos. El hecho es que tu cuerpo puede ser más saludable si eres paciente y te esfuerzas sistemáticamente por permanecer en buen estado físico el resto de tu vida. Los hábitos sanos de alimentación y el ejercicio regular deben ser parte de tu vida diaria.

Siempre he pesado mucho y me he sentido incómoda al respecto. Mi mejor amiga, Lucy, era todo lo opuesto; siempre se sintió cómoda con su talla. Sabía que era gordita y era honesta sobre el hecho de que le gustaba comer. Una vez cuando íbamos a salir a cenar juntas, la mesera nos estaba llevando a una mesa muy buena para dos. Me hizo reír la alegría con la que Lucy dijo cortésmente, "Ah, no, gracias... Necesitamos una mesa grande. Tengo mucha hambre, ¡y vamos a necesitar mucho espacio para toda la comida que vamos a comer!"

—Alicia

Independientemente de lo poco que coma, parece que siempre aumento de peso.

—Elena

Cuando me llamó, me puse muy nerviosa. Había cerca una caja de trufas de chocolate y antes de darme cuenta, me había comido toda la caja. Creo que ni siquiera me percato de qué o cuánto como cuando me pongo nerviosa.

—Lianne

Cuando me deprimo, simplemente no puedo comer. Siento que se me pega la comida a la boca. No puedo masticar ni tragar. Se me cierra tanto la garganta, que no puedo pasar nada. La comida es lo último que se me cruza por la mente cuando me deprimo. —Nadia

Como latinas, sabemos que en nuestra comunidad y en muchas otras comunidades, es más atractivo que las mujeres sean más curvilíneas y rollizas. El asunto es encontrar la forma y el peso con el que estés cómoda y también en buen estado físico. La mejor meta no sólo es lograr un cierto número sino más bien tener el mejor físico posible y mantenerte dentro de un rango saludable para tu cuerpo.

Para muchas de nosotras, la comida es una de las cosas que nos conecta con nuestras familias y comunidad. Comemos como comemos para alimentarnos y sentir placer. La comida deleita nuestros sentidos; por eso tenemos papilas gustativas. El desafío es pensar en comer de manera que nos alimente, satisfaga y ayude a mantener un peso saludable. Si la comida sólo fuera nuestra fuente de sustento, entonces nos bastaría con comer algún producto en polvo que tuviera todos los nutrientes que necesitamos.

> Come alimentos que te proporcionen nutrientes. Los alimentos enteros son mejores que los suplementos alimenticios.
>
> —Marian L. Neuhouser,
> Centro Fred Hutchinson para la Investigación del Cáncer, Seattle, WA

El desafío más importante es decidir lo que es bueno para una. El secreto para comer de forma saludable es pensar sobre lo que vas a comer. He aquí algunas maneras en que podemos alimentar bien nuestro cuerpo latino.

1. **Evita los excesos.** La comida es el combustible del cuerpo, y debes comer lo suficiente para abastecer de combustible a tus actividades cotidianas. Esto significa que se supone que comas para estar saludable, pero no hasta atiborrarte. Apresurarte durante las comidas hará que comas demasiado porque tarda un rato (unos veinte minutos) que el cerebro reconozca que estás

llena. Puedes hacer varias cosas para comer más lentamente:

- *Comer bocados más pequeños y más lentamente.*
- *Sírvete plato por plato. Esto hace que la secuencia de la comida sea más lenta.*
- *Participa más en la conversación, ya que tendrás la boca vacía cuando estés hablando.*
- *Entre bocados, suelta el tenedor.*
- *Con la edad, te sentirás más llena con menos comida.*
- *Al reducir tu nivel de actividad física, necesitarás menos combustible para tu cuerpo.*

2. **COME PARA NUTRIRTE.** Comer porque estás ansiosa o triste o feliz no es el propósito de los alimentos. Tengas las necesidades emocionales que tengas, la comida no es lo que necesitas para resolverlas. Sé sincera contigo misma sobre lo que hace que comas.

3. **TEN EN CUENTA LO QUE COMES.** Mantente informada y lee las etiquetas de los alimentos, cuyo propósito es mantenerte al tanto del contenido de la comida que consumes. Algunas de nosotras sólo notamos las calorías en los productos, pero también necesitas concentrarte en cuántas porciones hay en un recipiente y grasa saturada, grasa trans (que debe ser ¡cero!), colesterol, sodio, carbohidratos y cosas de este tipo en la comida. El tamaño de la porción que indican las etiquetas es lo que más me divierte. Recientemente, compré plátanos congelados. La etiqueta decía que había cuatro porciones en el recipiente, pero sólo había tres trozos de plátano. Muy confuso.

   El valor nutritivo de todos los productos no es el mismo, independientemente de cuán similares sean. Los fideos de trigo integral son un buen ejemplo. Hay muchas marcas de fideos de trigo integral. La cantidad de carbohidratos en una porción de dos onzas puede variar de veintinueve gramos a cuarenta y dos gramos, según los ingredientes y proceso de elaboración de la compañía.

4. **Evita todo lo blanco: azúcar, harina blanca, arroz blanco, papa blanca, sal (sodio), manteca y grasa.** Muchas de nosotras sabemos que debemos evitar el azúcar blanca, pero también es bueno evitar los alimentos que nuestro cuerpo convierte en azúcar rápidamente. Éstos son las galletas, pasteles, panes y otros alimentos hechos con harina blanca, como también arroz blanco y papa blanca. Por el mismo motivo, también debemos evitar el jugo de naranja, jugo de manzana y algunas frutas. Puedes reducir el sodio que consumes si lees las etiquetas de los alimentos y escoges productos que tengan menos sal. La cantidad de sodio en el jugo de tomate enlatado, por ejemplo, varía mucho debido a las diferencias en las recetas de los productores. Independientemente del color de la sal o su lugar de origen, lo mejor es evitarla. El cuerpo necesita muy poco sodio para su funcionamiento.

   Se debe evitar la manteca y la grasa en la carne porque no son buenas para nuestro sistema circulatorio. Los motivos son muchos y están bien documentados. Recientemente, sin embargo, el Departamento de Salud de Minnesota reafirmó otra razón por la cual evitar la grasa: "Para la población en general, el consumo de grasa animal en la dieta es la principal manera de exposición [a dioxinas, una familia de compuestos que tienen efectos negativos en la salud]. Para la mayoría de personas, comer una dieta variada, balanceada y baja en grasa resulta en menor consumo de grasa y reduce la exposición a dioxinas. Además de eso, una dieta baja en grasa también reduce las posibilidades de que desarrolles enfermedades del corazón, presión arterial alta, ciertos tipos de cáncer y diabetes".

5. **Disfruta los alimentos "color café" en moderación,** entre ellos los hechos con trigo integral o trigo no procesado, granos enteros, frijoles, azúcar sin refinar y nueces. El cuerpo convierte estos carbohidratos en azúcar lentamente y son ricos en fibra. De todos modos debes tener cuidado con las cantidades que ingieras y el número de calorías.

6. **LOS ALIMENTOS ROJOS, NARANJA, AZULES Y VERDES SON BUENAS OPCIONES.** Los tomates, las zanahorias, los arándanos y todas las verduras y vegetales verdes aportan nutrientes sabrosos y buenos para el cuerpo. Son ricos en muchas de las vitaminas y minerales que necesitamos.

7. **TEN EN CUENTA LAS GRASAS Y ACEITES.** Los cortes magros de pollo, cerdo, res y cordero pueden ser todos parte de una dieta saludable. Pero asegúrate de reducir la grasa y comer porciones menores. El aceite de oliva y de canola son buenos en cantidades moderadas, y no tiene nada de malo usar un poco de mantequilla como toque de sabor. Recuerda, no debes consumir grasas trans.

8   **COME EN CASA.** Las comidas caseras son una buena manera de tener más control de lo que comes. También son más económicas y, si planeas bien, hasta ahorrarás tiempo.

Es difícil tomar decisiones saludables, pero ésas son las que producen mejores resultados. Si tomamos decisiones sobre lo que comemos que mejorarán nuestra salud, también ocurrirán cambios en nuestro cuerpo. Aunque nos guste cómo lucimos con cierta forma y talla, el principal objetivo es ser lo más sana posible. Una latina me dijo que el mayor beneficio de adelgazar hasta la talla 14 fue que ya no le dolían las rodillas. Ése no había sido su objetivo, pero fue un resultado fabuloso.

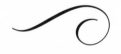

Ponte en forma para tener más flexibilidad, fuerza y un corazón más sano

Las latinas son las mujeres menos propensas a hacer ejercicio. Quizá se deba a que nuestro trabajo y nuestras familias tiendan a agotarnos más físicamente. Cuando tenemos tiempo libre, simplemente queremos sentarnos sin hacer nada. Pero para disfrutar plenamente de nuestra vida, necesitamos hacer que el movimiento forme parte de nuestra rutina de relajación. Hay formas de mantenerse activa que pueden ser divertidas y buenas para nosotras. Recomiendo el baile, que es bueno para el corazón y la flexibilidad. Luego podemos considerar añadir algo para aumentar nuestra fuerza. El objetivo es que cada latina pueda moverse libremente y ser independiente el mayor tiempo posible.

> *Cuando estoy en la universidad, sé que debo hacer ejercicio, pero no me alcanza el tiempo. Sé que me hace sentir mejor, pero de todos modos no logro hacerlo. El próximo semestre me esforzaré por hacer más ejercicio.*
>
> —Isabel
>
> *No tengo dinero para hacerme miembro de un gimnasio.* —Consuelo
>
> *Estoy demasiado cansada cuando llego a casa del trabajo .*
>
> —Mujer que llamó a programa de radio

¿Por qué todas estamos de acuerdo en que el movimiento es importante para nuestra salud, y aun así, no hacemos suficiente ejercicio? Quizá sea porque las latinas no fueron a escuelas donde la actividad física era parte del currículo. De las latinas con un padre nacido fuera de los Estados Unidos, sólo 43 por ciento participó en deportes organizados o en equipo de niñas. La tasa de participación entre las muchachas no inmigrantes es de 65 por ciento y para los muchachos no inmigrantes, de 72 por ciento. También puede ser que el carácter competitivo de los deportes en equipo no sea atractivo; nosotras las latinas hacemos deporte por la camaradería y diversión. O quizá nos traumatizamos a una temprana edad porque no fuimos escogidas para ser parte de un equipo.

Sin importar las sombras del pasado o los obstáculos del presente, tenemos que encontrar la manera de aumentar nuestra actividad física a un nivel más saludable. Los beneficios del movimiento para el cuerpo son muchos. La actividad aeróbica es buena para el corazón; el fortalecimiento es bueno para los músculos, huesos y articulaciones, y la flexibilidad es buena para los músculos. Cada vez hay más pruebas de que el ejercicio regular aumenta nuestra capacidad de razonar a un nivel superior y que ayuda a evitar la depresión y ansiedad. Muchos investigadores están tratando de comprender todas las formas complejas en que el ejercicio contribuye a los procesos bioquímicos del cerebro y parece aliviar los síntomas de la depresión.

Dados todos los resultados positivos de la actividad física, el desafío sigue siendo incorporarla en nuestra vida diaria. Hay una variedad de estrategias que funcionan. Simplemente debes probar unas cuantas y ver cuál te funciona. En diferentes momentos de tu vida, posiblemente necesites cambiar de estrategia. Lo que te motiva cuando tienes veinticinco años no será lo que haga que te continúes esforzando para mantenerte en forma a los sesenta y cinco.

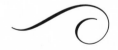

Formula un plan que se adecúe a tu vida

El primer paso para ponerse en forma es ser realista sobre tus objetivos. Debes saber los límites de qué y cuánto puedes hacer. Para formular un plan que funcione para ti, considera los siguientes pasos.

Ponte en marcha.
Asegúrate de consultar con tu proveedor de servicios de salud para determinar lo mejor para ti. Comienza lo más pronto posible. Nunca es demasiado tarde para empezar. Incluso alguien que tiene cincuenta, sesenta o setenta y tantos años verá beneficios significativos de salud.

Dedicación.
Madonna y Gwyneth Paltrow pasan por lo menos dos horas al día, seis días a la semana con un entrenador personal, porque su aspecto es esencial para su oficio. Debes comprometerte a mantenerte en forma, porque es esencial para tu salud y calidad de vida en general.

También debes ser realista sobre cómo cambiará tu cuerpo. Tu postura quizá mejore, pero tu estatura no aumentará. Quizá la barriga se te endurezca, pero posiblemente no pierdas la panza del todo. Lo que sucederá con la actividad física regular es que el corazón te funcionará mejor, se te hará más fácil levantar cosas y podrás moverte mejor. También sabemos que te mejorará el humor. Sea cual sea tu objetivo, debe ser realista para ti, tu estado físico y tus circunstancias.

Aunque es posible que en una etapa anterior en la vida hayas podido bailar, correr o hacer deporte, a medida que tus responsabilidades aumentan, debes decidir qué actividades son razonables para ti. Quizá la caminata estática durante los comerciales sea el primer paso para despegarte del sofá.

Tiempo.

Dado lo ocupada que estás, encontrar tiempo para el ejercicio tomará esfuerzo de tu parte. Mientras más incorpores la actividad física a tu vida cotidiana, más energía tendrás. El tiempo que le dediques a estar en forma es una gran inversión, porque los beneficios que recibas tendrán consecuencias positivas en todos los aspectos de tu vida.

Si apenas estás iniciando un programa de ejercicio en casa, debes examinar tu horario y ver dónde puedes encontrar periodos de treinta minutos por lo menos tres veces por semana. Cuando comiences, quizá sólo uses diez minutos al día, pero es necesario que te hagas el hábito de reservar tiempo para ti misma. Si estás hasta las orejas, es un buen momento para pedirles ayuda a los demás.

Mantente activa.

Caminar hasta diez minutos después de comer es un buen punto de partida. En muchos países, ésa es la costumbre, y tiene muy buenos resultados. A medida que dependemos más de los autos, esta saludable actividad ha sido eliminada de nuestra rutina diaria. Caminar es el mejor ejercicio que puedes hacer porque es posible hacerlo por el resto de tu vida. Todo lo que necesitas son zapatos cómodos.

Si tienes acceso a una piscina, la natación es particularmente buena para las personas con sobrepeso o problemas de articulaciones. La actividad física no debe causar dolor ni incomodidad. Sentir dolor puede significar que te estás lesionando. Los ligamentos y tendones que quizá se hayan reducido y apretado con los años se convierten en dolores de la región lumbar y de los pies (fascitis plantar). El objetivo es que los músculos se pongan en movimiento. Su bienestar depende de usarlos, no de hacer que sean más grandes. Como sabes, la musculatura depende de la genética y el género.

Además, quizá desees averiguar sobre organizaciones comunitarias que ofrezcan clases que posiblemente disfrutes. Quizá desees dedicarte a diversos intereses durante las diferentes épocas del año. Lo importante es mantenerse en marcha.

Busca apoyo.
Hay muchas maneras de recibir apoyo para hacer ejercicio. Algunas personas permanecen motivadas si se inscriben en una clase y otras necesitan hacer ejercicio con una amiga. Algunas incorporan el ejercicio a las actividades familiares. Otras prefieren usar el tiempo que pasan haciendo ejercicio como periodo para reflexión silenciosa, nada más. Ninguna forma es mejor que la otra. Cada persona debe encontrar la mejor para ella. A veces simplemente apuntar lo que haces es suficiente para motivarte. Si un tipo de apoyo no funciona, prueba otro.

Cíñete al programa.
Si no cumples con tu programa, siempre puedes comenzar de nuevo. Todos sabemos lo difícil que es ceñirse a algo, pero debemos ser honestos y saber lo que funciona para nosotros. Piensa en la actividad física de la misma manera en que piensas sobre lavarte los dientes: es algo que debes hacer todos los días. Puedes dejar de hacerlo un día, pero es necesario que lo hagas parte de tu vida cotidiana. Y aunque puedes comprarte dientes postizos si descuidas los propios del todo, no puedes conseguir un cuerpo nuevo.

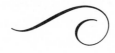

Duerme las horas que necesites, con un sueño reparador

AL PARECER, LAS LATINAS SOMOS PARTE DE VARIOS GRUPOS QUE SE caracterizan por su alto riesgo de insuficiencia de sueño, como los padres, adolescentes y personas que trabajan turnos. Pero para sentirnos bien y reponernos, necesitamos dormir lo suficiente. Esto a veces es difícil porque nuestras responsabilidades pueden dificultar que tengamos un horario regular. En otras ocasiones quizá no tengamos suficientes horas para hacer todo lo que debemos hacer y, como solución, decidimos sacrificar nuestras horas de sueño. Aunque podemos hacerlo de vez en cuando, no debemos hacerlo con demasiada frecuencia. Si ése es el caso, terminamos haciéndonos daño. Además, cuando no dormimos lo suficiente, no tomamos decisiones acertadas, perdemos la paciencia fácilmente y tendemos a tener problemas de memoria. Pero no es de sorprender que no apreciemos la necesidad de dormir.

Apenas recientemente, los Centros para el Control y la Prevención de Enfermedades (Centers for Disease Control and Prevention o CDC, por sus siglas en inglés) comenzó a considerar el sueño y los trastornos del sueño como problemas de salud pública. Durante mucho tiempo, el sueño se consideró una actividad pasiva que no era muy importante para nuestra salud en general. Sin embargo, investigaciones han documentado que la falta de sueño está asociada con la diabetes, la depresión, las enfermedades del corazón y los problemas del sistema inmunitario. Por ejemplo, la falta de sueño resulta en menos resistencia a los resfríos. Irónicamente, aún no estamos seguros de por qué dormimos. Aunque hay muchas teorías, ninguna ha demostrado ser la definitiva.

El hecho es que dormir, como comer, es algo que debemos hacer para vivir. No existe una fórmula exacta que nos diga cuánto necesitamos dormir todos los días, pero los estudios han demostrado que lo mejor para los adultos es de seis a nueve horas. Debes determinar cuánto tiempo necesitas dormir para poder estar alerta la mayor parte del día. Esto es algo que se determina probando diferentes opciones y es particularmente difícil para las personas que trabajan turnos, particularmente cuando éstos cambian. Llevar la cuenta en tu diario de salud te debe ayudar a descifrar cuántas horas de sueño son ideales para ti. Una vez que sepas lo que requieres, debes asegurarte de dormir las horas que necesites. Tu cuerpo depende de ello.

DISFRUTA LA INTIMIDAD SEXUAL

María se me acercó para contarme sobre su madre. En los años treinta, la madre de María se casó con un hombre más joven. En esa época, en el mejor de los casos, ese tipo de relación se consideraba escandalosa. Sin embargo, María sabía que se había beneficiado de la diferencia de edad entre sus padres. Eran felices. Me explicó que, aunque su madre falleció cuando María era relativamente joven, por lo menos tenía a su padre para cuidar de ella.

Luego María me contó sobre su propia vida. Se había enamorado y casado con un hombre que era doce años mayor que ella. Se notaba su tristeza cuando bajó la vista y añadió, "Aún amo a mi esposo, pero somos más como hermanos. Está bien, porque es un buen esposo".

No sabía qué decir, ya que la resignación en su voz era tan clara como el dolor que sus palabras transmitían. Y luego María me miró con una sonrisa esperanzada y dijo, "Mis amigas que son viudas y están saliendo... les digo a esas amigas que se casen con un hombre más joven. Es mejor así".

Sí, MARÍA, LAS RELACIONES SEXUALES SON IMPORTANTES PARA nosotras a toda edad porque son una manera de querernos a nosotras mismas y demostrar nuestro amor hacia nuestra pareja. Los datos no hacen sino apoyar lo que ya sabemos: las latinas disfrutan de la intimidad sexual.

Pero a veces las presiones sociales nos hacen participar en actividades que no nos brindan grandes beneficios. Por ejemplo, las relaciones sexuales pasajeras se limitan al aspecto físico. Con frecuencia, cuando las latinas se dan permiso para pensar sobre su última pareja sexual, lo que les queda es una sensación de "¿Y ahora qué?". Se redujo la tensión sexual, pero eso fue todo. El proceso de la intimidad sexual más bien es una experiencia que va evolucionando.

Nuestras relaciones son intensas, y las relaciones sexuales son una manera importante de expresar la intimidad que sentimos. Los aspectos físicos deben centrarse en el gozo y placer mutuo. Lo que compartimos sexualmente debe ser alegre y divertido, como también algo que haces con gusto. La coerción de cualquier tipo—desde la sutileza de las palabras hasta el uso de la fuerza física—no es aceptable. La intimidad sexual basada en la coerción es una violación contra ti como mujer.

Debes sentirte cómoda al hablar con tu pareja sobre lo que te gusta y lo que no. Si sientes que no puedes conversar con tu pareja o que no escucha o valora lo que dices, entonces debes pensar seriamente si la intimidad física debe ser parte de la relación. La intimidad sexual entre dos personas que se aman puede ser un tipo de sustento. Debes ser franca contigo misma acerca de tus relaciones.

Las latinas hoy en día no somos las feministas de los años sesenta ni la visión de mujeres independientes del siglo XXI que esas feministas pensaron que seríamos. Las latinas de todas las edades sienten que deben dividirse en varias partes, y los mensajes sexuales preponderantes de la cultura nos confunden. Durante los años sesenta, se suponía que aceptar nuestra propia sexualidad nos haría sentirnos liberadas y capaces de escoger la pareja que quisiéramos. La intención era que tuviéramos la libertad de seleccionar a nuestras parejas, en vez de tener que esperar a ser "escogidas". En vez, la expectativa ha pasado a ser que las mujeres estén sexualmente disponibles para los hombres, con insuficiente atención a lo que las mujeres quieren.

Es obvio que en los últimos cincuenta años, ciertas cosas no han cambiado. Las jóvenes aún sienten presión para ser sexualmente activas. Algunas mujeres tienen amistades con beneficios porque son menos complicadas y más fáciles de manejar. Otras no consideran el sexo oral íntimo ni sexo, sino simplemente una expectativa de su pareja que tienen que satisfacer. Y persisten muchos problemas de salud relacionados con el sexo. Por ejemplo, los datos sobre el VIH y las enfermedades transmitidas sexualmente nos recuerdan que las latinas necesitan urgentemente practicar lo que como conocemos como el sexo seguro: es necesario que usemos preservativos.

Debemos recordar que los varones que tienen relaciones con hombres y mujeres son más propensos a usar un preservativo (condón) con los hombres. Desconocemos el motivo, pero es probable que las mujeres no exijan tanto el uso de preservativos. Esto concuerda con datos que muestran que las parejas de las latinas son las personas menos propensas a usar condón. Los preservativos te protegen de la mayoría de las enfermedades venéreas. Es sumamente importante para tu salud hablar con tu pareja sobre sus otras parejas. (Analizamos estos temas más a fondo en la segunda parte.) Basta con decir que aún tenemos mucho que aprender sobre cómo cuidar de nosotras mismas a la vez que disfrutamos del placer propio y alimentamos nuestro deseo de intimidad física. Lo que sí comprendemos es que la intimidad sexual debe enriquecernos emocionalmente y que es necesario que nos valoremos a nosotras mismas y nuestras relaciones. La intimidad sexual no sólo satisface al cuerpo; también satisface nuestros deseos y necesidades emocionales.

PROMUEVE EL AIRE Y AGUA PUROS

A veces tengo dificultad para respirar. ¿Realmente crees que podría ser el medio ambiente?
—Mónica

DURANTE VARIAS DÉCADAS, QUIENES VIVIMOS EN LOS ESTADOS Unidos dábamos por sentado que teníamos aire y agua puros. Noticias recientes han dejado en claro que estas suposiciones ya no son ciertas. La contaminación del aire y del agua continúa aumentando. Es más, sabemos que nuestra exposición a incluso cantidades minúsculas de sustancias contaminadas o peligrosas puede perjudicar seriamente a la salud. Para cuidarnos, necesitamos estar conscientes de los factores ambientales que ponen nuestra vida en peligro y saber qué medidas tomar a fin de reducir los efectos nocivos.

AIRE EXTERIOR PURO

Las latinas deben preocuparse mucho sobre la calidad del aire, porque tienen mayores probabilidades de vivir en una comunidad donde la calidad del aire es inferior. También está bien documentado que el hollín (partículas) causa enfermedades del corazón y afecta a las mujeres más que a los hombres. (En la segunda parte tratamos problemas específicos de salud en las porciones "Datos y recursos esenciales para las latinas".)

Desafortunadamente, cuando oyes un informe que dice que la calidad del aire es buena, en realidad no significa mucho. Refleja el nivel de seis sustancias de las cuales se mantiene al tanto la Agencia de Protección Ambiental de Estados Unidos (U.S. Environmental Protection Agency o EPA, por sus siglas en inglés). Los estándares nacionales abarcan sólo el monóxido de carbono, plomo, dióxido de nitrógeno, ozono al nivel del suelo, dióxido de azufre y materiales compuestos por partículas. Hay dos tipos de materiales compuestos por partículas, las cuales se miden como "muy pequeñas" (PM$_{10}$ o menos de 10 micrómetros) o "finas" (PM$_{2.5}$ o menos de 2.5 micrómetros). Si tomas siete partículas de tamaño PM$_{10}$ o veintiocho de tamaño PM$_{2.5}$, serían aproximadamente del grosor de un cabello. Ahora se sabe que las partículas finas tienden a causarnos más problemas de salud.

La EPA también produce un informe conocido como Inventario de Emisiones Tóxicas (Toxic Release Inventory). El inventario contiene datos sobre la emisión de 650 sustancias químicas, pero el informe sólo se publica cada dos años. Aunque el inventario no se actualiza lo suficiente como para que tenga impacto a nivel individual o comunitario, ofrece indicios de las fuentes de sustancias tóxicas en el aire de tu comunidad. La EPA afirma, "La mayoría de las sustancias tóxicas en el aire proviene de fuentes artificiales, como las emisiones de chimeneas industriales y de vehículos motorizados". Miles de sustancias químicas adicionales no son sometidas a vigilancia alguna. Además, aumenta la preocupación sobre aquellas sustancias que tienden a acumularse una vez que se emiten. La EPA se refiere a ellas como contaminantes persistentes y bioacumulativos (*persistent bioaccumulative toxics* o PBT, por sus siglas en inglés) porque además de ser tóxicos, "permanecen en el medio ambiente durante periodos prolongados de tiempo, no se destruyen fácilmente y se acumulan en los tejidos del cuerpo". Lamentablemente, la forma de operar de la EPA dificulta que la mayoría de nosotros tenga aire puro porque no se considera que una sustancia es peligrosa hasta que se compruebe que es tóxica para la salud humana. Es posible prolongar interminablemente la investigación necesaria para probar que algo es peligroso para las personas. Mientras tanto, el contaminante está presente en el aire que respiramos.

Cuando el objetivo y la realidad chocan:
El objetivo declarado de la EPA para el aire es "proteger y mejorar el aire de manera que sea saludable respirarlo y se reduzcan los riesgos para la salud humana y el medio ambiente". La EPA reconoce que "la contaminación ambiental debida a materiales compuestos por partículas o en concentraciones de partículas actualmente permitidas por los estándares nacionales (Estándares Nacionales para la Calidad del Aire Ambiental, National Ambient Air Quality Standards o NAAQS) está vinculada a problemas de salud generalizados y miles de muertes".

¿Qué está haciendo la EPA mientras la investigación continúa? No mucho, ya que el actual proceso de aplicación de normas permite que las decisiones languidezcan mientras se sigue el curso legal de planes y apelaciones, en vez de promover medidas oportunas y salvar vidas.

Es por eso que el activismo individual es tan importante. Debes saber si tu tintorería local o alguna planta o edificio cercano emite sustancias tóxicas. Una ley federal denominada la Ley de Planificación para Situaciones de Emergencia y del Derecho de la Comunidad a Información (Emergency Planning and Community Right to Know Act o EPCRA, por sus siglas en inglés) te otorga el derecho a saber sobre sustancias peligrosas y tóxicas emitidas en tu comunidad. Desafortunadamente, incluso con esta ley, es difícil averiguar lo que está sucediendo. De todos modos, por lo menos debes estar consciente sobre el Índice de Calidad del Aire (*Air Quality Index*) en tu comunidad y obtener la información que puedas sobre la ubicación de las fuentes de emisiones tóxicas de tu comunidad. La lista de "Más recursos" en la tercera parte ofrece pautas sobre fuentes buenas de información.

Ley de Aire Interior Puro

El aire interior puro es importante para todos nosotros. La principal manera de mantener el aire puro dentro de nuestra casa es prohibir que las personas fumen dentro de ella, particularmente si tenemos niños. El humo del tabaco tiene peores efectos en los niños porque su cuerpo aún está en desarrollo.

Pero a veces no sabemos que lo que estamos respirando es malo para nuestros pulmones y el resto de nuestro cuerpo. El radón, una sustancia gaseosa inodora e insípida que existe naturalmente en algunas regiones del país, es la principal causa de cáncer pulmonar entre los que no fuman. El radón también es la segunda causa de cáncer pulmonar entre toda la población. Es buena idea comprar una prueba de radón en tu ferretería local para ver si tu casa tiene radón.

Los compuestos orgánicos volátiles (*volatile organic compounds* o VOC, por sus siglas en inglés) están en muchos de los productos que utilizamos dentro de la casa. La pintura, los productos de limpieza, los pegamentos y adhesivos, los marcadores permanentes, las fotocopiadoras e impresoras son apenas algunos de los productos que emiten VOC. Los VOC (compuestos orgánicos volátiles) emitidos por algunos de estos productos permanecen en el aire incluso después de que termines de usarlos, y la EPA ha documentado que hay más de estos compuestos bajo techo que en el aire libre. Los estudios ya han probado que estos compuestos tienen efectos negativos a corto y largo plazo en nuestra salud. Entre otras fuentes de contaminación ambiental están los productos de combustión (petróleo, gas, kerosene, carbón y madera), los aislantes que contienen asbesto, las alfombras mojadas o húmedas, los muebles de cocina o de otro tipo hechos con ciertos productos de madera prensada, y los productos de limpieza. Si tienes enseres a gas que no han sido debidamente regulados, pueden emitir monóxido de carbono, el cual puede matarte.

En las casas en las que no hay buena ventilación, algunas de estas sustancias tóxicas pueden acumularse hasta alcanzar niveles peligrosos. El moho puede crecer en las casas con temperaturas cálidas y una humedad de más de 50 por ciento.

Ese olor de ropa recientemente mandada a la tintorería es percloroetileno, que causa cáncer en los animales. Según la EPA, "Si la ropa que se limpia en seco tiene un olor químico fuerte cuando la recoge, no la acepte hasta que se haya secado debidamente. Si le devuelven ropa con un olor químico en visitas subsiguientes, pruebe una tintorería diferente". A continuación, pasos que puedes tomar para asegurarte de que el aire en tu casa sea puro:

- *Averigua la calidad del aire exterior antes de abrir las ventanas.*

- *No permitas que la gente fume ni dentro ni cerca de tu casa.*

- *Lee las etiquetas y sigue las instrucciones para todos los productos.*

- *No mezcles productos de limpieza, pues a veces pueden emitir gases peligrosos. Por ejemplo, no mezcles productos a base de cloro con otros productos.*

- *Compra una alarma de monóxido de carbono si tienes enseres a gas.*

- *Usa productos para las uñas que no contengan acetona.*

AGUA LIMPIA

Muchas personas que viven en la ciudad piensan que el agua de la llave se puede tomar porque se trata del agua del suministro público. Típicamente, esta agua recibe tratamiento químico con sustancias como cloro para reducir el riesgo de enfermedades infecciosas debido a patógenos transmitidos por el agua.

Lo bueno es que tratar el agua con productos químicos y desinfectantes es sumamente efectivo para reducir la incidencia de cólera y tifoidea. Un aspecto negativo de esto es que a veces estos productos resultan en la creación de nuevas sustancias problemáticas conocidas como derivados de la desinfección (*disinfection by-products* o DBP, por sus siglas en inglés). La EPA está recopilando información sobre el efecto de estos derivados en los seres humanos. Se sabe que tienen efectos negativos en la salud de los animales y hay motivo para creer que los derivados están relacionados con el cáncer y los problemas reproductivos de las personas.

Mientras tanto, la mayoría de nosotros toma el agua del grifo. Quizá sea mejor para la salud tomar agua que ha sido filtrada, tal como lo demostró algo que sucedió en Washington, D.C.

A mediados de enero del 2009, el Distrito de Agua y Desagüe del D.C., les escribió a los consumidores para informarles que "durante un periodo de 14 minutos la noche del 22 de diciembre del 2008 la planta [de tratamiento] McMillan superó el estándar de la EPA de turbiedad del agua debido al funcionamiento defectuoso de un filtro". El motivo de la carta fue que cuando este tipo de problema sucede, la EPA requiere que se notifique a los consumidores conforme a la Ley de Agua Potable Libre de Riesgos (Safe Drinking Water Act), del gobierno federal. En el mismo sobre había también un comunicado de prensa con fecha del 5 de enero del 2009 del Cuerpo de Ingenieros del Ejército de los Estados Unidos (U.S. Army Corps of Engineers) del distrito de Baltimore, y una carta del 30 de diciembre del 2008 del Departamento del Ejército sobre el incidente. Vale la pena destacar dos párrafos de la última:

> "Las personas con serios problemas del sistema inmunitario posiblemente tengan mayor peligro de enfermedades gastrointestinales. Cualquier persona con inquietudes debe comunicarse con su proveedor de servicios de salud.
>
> Sírvase compartir esta información con todas las demás personas que toman esta agua, especialmente quienes posiblemente no hayan recibido esta notificación directamente (por ejemplo, personas en apartamentos, hogares para ancianos, escuelas y negocios). Puede hacerlo colocando esta notificación en un lugar público o distribuir copias a mano o por correo".

En ningún momento en la correspondencia se incluye la hora en la que en efecto sucedió el percance de catorce minutos, sólo que había ocurrido una "noche" en particular. Pero la mayor inquietud es que la mayoría de las personas nunca se enteró siquiera de que había ocurrido el accidente.

Igualmente complicado y similar a esta situación ha sido el debate sobre cuánto arsénico se debe permitir en el agua. Según la EPA, "Estudios han vinculado el cáncer de la vejiga, los pulmones, la piel, los riñones, los conductos nasales, el hígado y la próstata con la exposición a arsénico a largo plazo en el agua potable. Los efectos no cancerígenos de consumir arsénico incluyen efectos cardiovasculares, pulmonares, inmunológicos, neurológicos y endocrinológicos (por ejemplo, la diabetes)".

Según el Consejo de Defensa de Recursos Naturales (Natural Resources Defense Council), el riesgo total de cáncer varía según el nivel de arsénico en el agua del grifo. Con 5 partes por mil millones (ppmm) el riesgo es de 1 en 1,000; con 10 ppmm, 1 en 500, y con 20 ppmm, 1 en 250. Es asombroso que una cantidad tan pequeña de arsénico pueda tener efectos tan graves. La EPA afirma que 10 ppmm, el estándar actual, es como agregar "unas cuantas gotas de tinta a una piscina de tamaño olímpico". Aunque una piscina de tamaño olímpico es inmensa—164 pies (50 metros) de largo, 82 pies (25 metros) de ancho, 6.74 pies (2 metros) de profundidad, con una capacidad de 660,430 galones (2,500,000 litros) de agua—el equivalente de "unas cuantas gotas de tinta" claramente puede causar estragos en nosotros. Cantidades muy pequeñas de toxinas pueden tener graves consecuencias para la salud.

Las personas que consumen agua de pozo también deben someterla a pruebas, ya que con frecuencia, esta fuente también tiene un nivel peligroso de sustancias. No importa de dónde provenga tu suministro de agua; recuerda que simplemente porque el agua luce limpia no significa que se pueda tomar sin peligro. Es por eso que debes averiguar lo más que puedas sobre tu propia fuente de agua.

Esfuérzate por lograr el bienestar mental

A veces las latinas sienten una tristeza que parece abrumadora y paralizante, un nerviosismo y ansiedad tan marcados que es difícil hacer cualquier cosa, o una sensación de que los demás quieren hacerles daño. En una época, las latinas no estaban dispuestas a hablar sobre esos sentimientos. Sin embargo, estudios recientes han demostrado que aunque aún existe tal estigma, las latinas están ahora más dispuestas a hablar sobre sus experiencias y buscar ayuda profesional.

En el caso de la depresión, este cambio es particularmente importante, ya que la depresión tiene un impacto crucial en las latinas. El reconocimiento de que es una enfermedad para la que hay tratamiento es muy importante. También sabemos que aunque el nacimiento de un hijo es un acontecimiento bienvenido, para algunas latinas, los cambios hormonales y todos los cambios en la vida familiar pueden provocar depresión postparto. No es necesario que las latinas sufran en silencio. Si se combinan medicamentos y terapia, se puede hacer muchísimo para aliviar la depresión.

Lo nuevo sobre nuestro entendimiento de la salud mental es la expansión de la investigación sobre lo que produce el bienestar y la felicidad. A la vanguardia de este movimiento está el Dr. Martin Seligman, de la Universidad de Pensilvania. Se le conoce como el fundador de la sicología positiva, que se centra en "las emociones positivas y los aspectos del carácter y las instituciones que los alimentan".

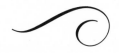

> El ejercicio de la sicología debería incluir un entendimiento del sufrimiento y la felicidad, además de su interacción y las intervenciones que se ha confirmado que alivian el sufrimiento y también aumentan la felicidad, dos cometidos separables.
> —Martin E. P. Seligman, Tracy A. Steen, Nansook Park y Christopher Peterson. "Positive Psychology Progress: Empirical Validation of Interventions" American Psychologist, julio-agosto 2005 Vol. 60, No. 5, pp. 410-421

En este nuevo modelo, la salud mental no es sólo la ausencia de una enfermedad sino también la presencia de emociones y características positivas. El modelo declara que para la salud mental también es necesario tener un sentido de bienestar.

Algunas de las conclusiones de la investigación del Dr. Seligman han resultado ser contrarias a las expectativas de la mayoría de las personas, especialmente con respecto a la felicidad. Al parecer, una vez que se satisfacen las necesidades básicas, más dinero no compra la felicidad. Lo mismo es cierto con respecto a la educación y el coeficiente de inteligencia. Esto es, la educación o inteligencia adicional no te hacen más feliz. Pero la felicidad es un importante objetivo al cual aspirar. Las personas que son felices gozan de mejor salud y tienen más éxito.

En el 2004, el Dr. Christopher Peterson y el Dr. Seligman dieron un paso importante al crear un sistema de clasificación de las cualidades y virtudes de carácter que son esenciales para desarrollar nuestra salud mental en general. En el libro *Character Strengths and Virtues: A Handbook and Classification*, identificaron seis virtudes importantes que debemos tener para disfrutar del bienestar y la felicidad. Estas virtudes se clasifican como las "seis principales": sabiduría, valentía, humanidad, justicia, templanza y transcendencia.

Como latinas, podemos pensar sobre la función que estas virtudes pueden tener en nuestra vida:

CUALIDADES Y VIRTUDES

Sabiduría y conocimiento: creatividad, curiosidad (interés, búsqueda de novedades y experiencias) mentalidad abierta (buen juicio, pensamiento crítico), amor por el aprendizaje y perspectiva (sensatez)

Valentía: valor, persistencia (perseverancia, laboriosidad), integridad (autenticidad, honestidad), vitalidad (chispa, entusiasmo, vigor y energía)

Humanidad: amor, bondad (generosidad, cariño, atención, caridad, amor altruista, "amabilidad") e inteligencia social (inteligencia emocional, inteligencia personal)

Justicia: civismo (responsabilidad social, lealtad, trabajo en equipo), imparcialidad y liderazgo

Templanza: perdón y compasión, humildad y modestia, prudencia y autorregulación (autocontrol)

Transcendencia: apreciación de la belleza y excelencia (reverencia, admiración, elevación), gratitud, esperanza (optimismo, conciencia sobre el futuro, orientación hacia el futuro), sentido del humor (espíritu travieso) y espiritualidad (religiosidad, fe, propósito)

—Christopher Peterson y Martin E. P. Seligman, Character Strengths and Virtues: A Handbook and Classification (Oxford: Oxford University Press, 2004).

1. **La sabiduría y el conocimiento** no sólo tienen que ver con cuán inteligente eres o si estás entre los primeros de la clase, sino más bien con tu estrategia de aprendizaje y tu capacidad de aplicar lo que aprendes. Las latinas trasmitimos la sensatez y la sabiduría de una generación a otra. Los dichos y cuentos que compartimos son lecciones aprendidas de nuestros triunfos y luchas, un legado a la próxima generación.

Nuestra voluntad de compartir y aprender es un punto fuerte que podemos desarrollar.

2. **La valentía** es menos cuestión de ser heroica y más de demostrar por medio de tus actos los valores que te guían. Valentía significa continuar con algo hasta concluirlo, ser honesta respecto a lo que haces y entusiasmarte con todo lo que emprendas. Reconocer quiénes somos como latinas es parte de nuestra autenticidad, y la valentía define nuestras ganas, nuestra voluntad.

3. **La humanidad** tiene que ver con tu capacidad de amar a otros, ser bondadosa y comprender lo que los demás sienten. Es la forma en que nos cuidamos unos a otros. Independientemente de cuántas generaciones lleva nuestra familia en los Estados Unidos, nuestro sentido de pertenecer a la comunidad hispana debe ser la base de nuestro amor y aprecio por la humanidad. La diversidad de nuestra comunidad y la adversidad que tantos han superado debe promover que este sentimiento de humanidad se fortalezca.

4. **La justicia** es la base de vivir en una comunidad y hacer lo posible para que funcione. La justicia tiene que ver con nuestra capacidad de trabajar honestamente con otros y nuestra responsabilidad hacia la sociedad en general. Liderazgo, un aspecto de la justicia, significa que sabes cómo motivar a otros para que cumplan con las tareas necesarias. El sentido de comunidad de las latinas se refleja en nuestro entendimiento de la justicia.

5. **Templanza** significa que la moderación es la esencia de lo que haces. Esto incluye la capacidad de seguir adelante y no ser rencoroso. Al mismo tiempo que perdonas a otros, reconoces también sus límites personales. Esto requiere que estés dispuesta a admitir tus propios errores y reparar agravios. También significa que sabes controlarte para no ir por mal camino.

6. **La transcendencia** significa que tienes buen criterio y aprecias lo que te rodea, desde lo excepcional hasta lo mundano. No significa pasársela embelesada sino, más bien, reconocer las cualidades y conexiones especiales que tenemos unos con los otros. Esta característica incluye un espíritu travieso y optimismo, que incluye la espiritualidad. Comprendes que la vida en general y tu propia vida tienen propósito.

Considera estas seis virtudes e identifica honestamente cuáles son las cualidades que tienes y cuáles debes esforzarte por desarrollar. Piensa sobre todas las cosas buenas en tu vida y trata de hacerte el hábito de anotarlas y dar gracias por lo que tienes. La investigación ha demostrado que esta práctica es más importante de lo que uno se imagina. Igualmente esencial es examinar lo que te interrumpe y hace que desvíes el curso mientras tratas de alcanzar el bienestar que mereces. Recuerda que el bienestar es una condición dinámica que involucra un proceso continuo. Los pasos que des para desarrollar las seis principales virtudes te ayudarán a desarrollar el bienestar que tienes en la vida.

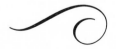

Alimenta tu espíritu con relaciones sanas y con fe

El espíritu es parte de la esencia latina que nos da sustento. Sabemos que podemos sobreponernos y sobrevivir. Es lo que nos da fuerza para hacer lo que tenemos que hacer cuando estamos demasiado cansados para siquiera pedir ayuda.

Para algunos, el espíritu es la fuerza que se deriva de nuestra fe, mientras que para otros viene de una conexión en un nivel para el cual no hay palabras. Sabemos que el espíritu existe porque lo sentimos en nuestros momentos de silencio, como cuando nos echamos en la cama y escuchamos los sonidos de la noche. Es el espíritu lo que nos une a los demás. Posiblemente existan diferencias entre nosotros, pero a un nivel básico, nuestras dificultades son similares a las de los demás y nos ponen en terreno común. Para algunas personas, ese sentido de conexión es intimidante. Queremos romper con nuestra familia, tradiciones religiosas y vínculos espirituales porque éstos nos conectan con cada uno de los demás de formas que quizá nos hagan sentir incómodos. Pero también pueden ser una fuente de fortaleza. Las latinas sabemos que las relaciones personales saludables y la fe son esenciales para nuestro espíritu. Nuestro sentido de conexión con nuestros amigos y familia es parte de quiénes somos. Lo sabemos. Lo sentimos. Lo que debemos hacer es comprender cómo retener estos componentes de nuestro espíritu como fuente de sustento.

Características de relaciones que nos consumen

Debemos saber cuándo una relación es una fuente de fortaleza y cuándo no. Hay claras señales de advertencia cuando una relación está comenzando a dejar de ser saludable y pasando a consumir totalmente nuestras fuerzas. A continuación, algunos indicios importantes.

Necesidades poco saludables.

Las únicas necesidades que tenemos son las de comida, agua, albergue y ropa; satisfacer dichas necesidades no debe ser la base de una relación. Las relaciones saludables y significativas se originan en intereses y puntos fuertes que tenemos en común. Se basan en deseos compartidos. Las relaciones basadas en necesidades no enaltecen el espíritu. Más bien, te llevan a un punto poco saludable emocionalmente. Cuando existe una necesidad excesiva de una relación, el equilibrio en ésta se ve afectado. En esos casos terminas haciendo lo que no harías normalmente, además de hacer demasiado. Ninguna de las dos cosas es buena.

Envidia.

Otro indicio de que una relación no es beneficiosa es cuando percibes o sientes envidia. Por algún motivo, la palabra *envy* no tiene la misma connotación en inglés que en español, porque envidia tiene un aspecto más siniestro.

Lágrimas manipuladoras.

Cada vez que haya lágrimas, debes preguntarte cuál es el mensaje. Para las latinas, las lágrimas siempre han sido una manera de expresar emociones profundas. Las lágrimas de nuestra pareja las interpretamos como señal de que se ha sentido conmovido en el fondo del alma. Verlo llorar nos haría parar de hacer lo que estuviéramos haciendo porque significa que algo ha afectado tremendamente sus emociones. Pero es posible que las explicaciones que les demos a las lágrimas de otra persona estén totalmente equivocadas.

Las lágrimas pueden ser señales de dolor, pérdida, gozo, vergüenza, hostilidad, ira, frustración e incluso triunfo. Ningún sentimiento individual puede definir las lágrimas. La función social de llorar es recibir el apoyo y la compasión de quienes las presencian. Y sigue funcionando así, a no ser que estemos a la defensiva.

En el fondo, Yvette sabía que había estado casada demasiado tiempo con Óscar. Sabía que era un hombre egoísta y poco cariñoso. Él mismo se lo había probado tantas veces. Y a pesar de lo difícil que se le hacía admitirlo, Yvette ya no podía estar con él.

Durante demasiado tiempo, había tenido la esperanza de que, de alguna manera, volverían el amor y la risa que habían sido parte de sus primeros años juntos. Yvette sintió mucha tristeza cuando finalmente decidió divorciarse, pero había aceptado que lo que su madre siempre había dicho era cierto: "Más vale sola que mal acompañada".

Cuando Óscar recibió la notificación del divorcio, inmediatamente la confrontó. ¿Cómo podía hacerlo? Lo estaba hiriendo en el alma. ¿Cómo podía ser tan cruel? Y luego comenzó a llorar. Las lágrimas conmovieron a Yvette profundamente. Mientras miraba el rostro que había amado, comenzó a pensar que quizá se había equivocado. Aún quedaban rescoldos del hombre que conocía. Quizá con un poco de gentileza y paciencia de su parte, alguna vez volvería a ser el hombre del cual se había enamorado. Al día siguiente fue donde su abogado y retiró su solicitud de divorcio.

Fue apenas unos meses más tarde, cuando Óscar entabló el divorcio, que ella se dio cuenta de que sus lágrimas no habían significado lo que ella había pensado. Óscar había llorado de tristeza de pensar que se quedaría solo en vez de tristeza de perderla. Había llorado por sí mismo.

FOMENTA LAS PRÁCTICAS RELIGIOSAS

Además de las relaciones saludables, la fe puede desempeñar un papel importante en alimentar el espíritu. Para las latinas, la fe es más importante que para algunos otros grupos. Por ejemplo, 66 por ciento de los hispanos van a la iglesia por lo menos una vez al mes, mientras que sólo 54 por ciento de todos los estadounidenses lo hacen. Aunque 6 por ciento de los hispanos no están afiliados a religión alguna, 63 por ciento de ellos son católicos; 16 por ciento, protestantes; 10 por ciento, de otra religión cristiana, y 3 por ciento de otras religiones. Sea cual sea lo que escojamos, la fe que practicamos está entrelazada con el espíritu.

Para muchas de nosotras, la fe es una fuente de fortaleza y renovación. La fe nos ofrece respuestas cuando no hay ninguna otra disponible. La fe nos sostiene durante esos momentos en que todo lo que tenemos son nuestras oraciones. Y cuando se trata de la salud, los sentimientos positivos que se derivan de nuestras plegarias pueden ser detectados objetivamente al registrar nuestros impulsos eléctricos cerebrales.

Susana era nueva en nuestro vecindario, por lo que la invitamos a la casa para una comida en familia. No pude evitar notar que mi tía Consuelo se había pasado la noche hablando con Susana. Me estremecí, ya que creía saber de qué se trataba la conversación. La tía Consuelo era muy devota y, siempre que era posible, hablaba sobre su fe, Dios y la Virgen María. No quería que Susana se sintiera incómoda, por lo que comencé a pedir disculpas por lo que fuera que la tía estaba diciendo. Pero Susana estaba contenta y agradecida de que la tía le hubiera hablado sobre estos temas. Susana había sido criada en una comunidad donde hablar de Dios era una experiencia que muchos compartían. No tenía ningún problema al respecto, a pesar de no compartir las mismas creencias.

Cuando cuidamos de nosotras mismas, nos estamos nutriendo. Aunque la comida, el amor, la intimidad sexual, el descanso y el juego son positivos y agradables en nuestra vida, son más provechosos en moderación. Los beneficios de nuestras conductas sanas se pierden cuando permitimos que los anhelos impulsen las decisiones que tomamos. Cuando los anhelos impulsan lo que hacemos, debemos considerarlos una señal de que el lado equivocado del cerebro ha sido activado. Satisfacer un anhelo o necesitar algo en detrimento de otros aspectos de nuestra vida no mejora nuestra salud ni ofrece sustento.

Como lo mencionamos en todo este capítulo, tenemos muchas maneras de cuidar de nosotras mismas. Es necesario que nos nutramos activamente por medio de la fe, las relaciones personales, la intimidad sexual, los hábitos de comida sanos y el bienestar mental. Incorporar el ejercicio en nuestra vida nos permite permanecer vitales. Y debemos actuar con iniciativa para asegurar que nosotras y nuestras comunidades tengan aire y agua puros. Esto significa que debemos aprender a cuidar de nosotras mismas como un todo, usando nuestra original sabiduría latina al:

1. Evitar el humo en general (de primera, segunda y tercera mano).
2. Programar un examen médico todos los años.
3. Comer bien, escogiendo alimentos buenos para nosotras.
4. Ponernos en forma para tener más flexibilidad, fuerza y un corazón más sano.
5. Dormir las horas que necesitemos, con un sueño reparador.
6. Disfrutar la intimidad sexual.
7. Promover el aire y el agua puros.
8. Esforzarnos por lograr el bienestar mental.
9. Alimentar nuestro espíritu con relaciones sanas y con fe.

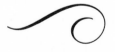

Cómo cuidar a los demás: Nuestros hijos, nuestra pareja y nuestra familia

HE PASADO TANTO TIEMPO HABLANDO DE LA IMPORTANCIA de que, aunque sea algunas veces, las latinas pongan sus intereses en primer lugar porque hacerlo es un paso crucial para que cuiden de sí mismas, hoy y en el futuro. Pero por supuesto, nunca nos olvidamos de la familia. Para muchas de nosotras, cuidar de los demás es una parte importante de la vida.

Lo que aprendes a hacer por ti misma y lo que haces para mejorar tu salud puede tener enormes consecuencias para la vida de tus seres queridos. Si bien te beneficias de cuidar de ti misma, conocer el sistema médico, hacerte exámenes médicos con regularidad, alimentarte bien, hacer ejercicio, dormir lo suficiente y tener intimidad sexual, todo eso también sirve de ejemplo y guía a los que te rodean.

Sin embargo, cuando estás a cargo de la salud de otros, el proceso es diferente, y es muy útil pensar en que la ayuda y el apoyo que brindas puede tener un impacto en la vida de esas personas. He aquí algunas de las lecciones que aprendí de innumerables latinas que se esfuerzan por cuidar de su familia. Naturalmente, debemos empezar por la salud de los niños.

Nuestros hijos

Tengamos o no hijos biológicos, siempre somos parte de la vida de algún niño. Cuando pensamos en los niños que nos rodean, sentimos alegría, pero en ocasiones, nos sentimos abrumadas. Que no nos sorprenda el que podamos sentir ambas emociones al mismo tiempo. No cabe duda de que criar niños es un trabajo arduo, por más que sean maravillosos y los queramos mucho. A pesar de todo, sabemos que cualquier sacrificio que hagamos para que su vida sea mejor, vale la pena porque ellos son el futuro.

El número correcto

Hazte estas importantes preguntas: ¿Cuántos hijos quieres tener? ¿En qué etapa de tu vida y matrimonio tú y tu pareja quieren tener niños? ¿Cuántos niños puedes criar bien, en términos de atención y cariño? Para estas preguntas no hay una sola respuesta. Sin embargo, para todas nosotras, decidir si tener hijos o no y, si la respuesta es afirmativa, qué tan espaciados los queremos son asuntos de crucial importancia que definirán nuestra existencia.

Nuestro objetivo al criar niños sanos debe ser simple: ayudarlos a ser los mejores seres humanos que puedan llegar a ser. Es un enorme reto porque muchas de nosotras todavía estamos tratando de solucionar nuestros propios problemas. La crianza de niños requiere que superemos nuestras propias limitaciones, temores y fracasos. Cuando las cosas se ponen demasiado difíciles y se escapan de nuestro control o no sabemos cómo responder, parte de criar niños saludables significa que tenemos que pedirles ayuda a los demás.

En el mejor de los casos, no estamos solas; hay otros adultos saludables en la comunidad a quienes podemos recurrir y en quienes confiamos para que nos ayuden a llevar a nuestros hijos por el buen camino. Además de los adultos, los otros niños—parientes, compañeros de juego e hijos de adultos en los que confiamos—también desempeñan un rol en su desarrollo. Ésta es la ventaja de crecer dentro de una comunidad donde tenemos apoyo.

Muchas de nosotras fuimos criadas con esta noción de familia extendida. Los tíos, padrinos, primos, compadres y muchos otros conformaban la comunidad en la que crecimos. Algunos eran parientes consanguíneos o políticos, y otros tenían vínculos con nosotras debido a experiencias compartidas. El concepto estadounidense de familia nuclear (padres y dos hijos) nunca ha reflejado la manera en que las comunidades hispanas están organizadas.

A nosotras que somos hijas de inmigrantes o somos estadounidenses de segunda o tercera generación nos cuesta encontrar un equilibrio entre mantener a la familia cerca por el bien de nuestros hijos y, al mismo tiempo, crear más independencia. Nos esforzamos por darles a los niños lo mejor de la familia y la cultura sin la carga emocional que le impusieron a nuestra propia vida. Es una labor ardua, que exige mucho de nosotras, porque tenemos que poner de lado nuestros propios conflictos.

Cuidar a nuestros hijos significa orientarlos por el camino que lleva a tener cuerpo, mente y espíritu sanos. Les enseñamos que la buena alimentación es importante para estar sanos, que el ejercicio es crucial para la salud, que la pureza del aire y el agua son componentes esenciales y valiosos para la vida, y que la sexualidad es parte del desarrollo. De muchas maneras, todos estas lecciones básicas se aplican a todos, pero en el caso de nuestros hijos, necesitamos adecuar lo que les enseñamos a su edad y etapa de desarrollo.

Aunque sabemos que debemos empezar a enseñarles buenos hábitos a los niños tan pronto como sea posible, bien sabemos que aprenden la mayoría de las lecciones observando la conducta de los demás, especialmente la nuestra. Esto significa que si queremos que los niños se cepillen los dientes todas las noches antes de acostarse, tenemos que enseñarles que nosotras también lo hacemos. Igualmente, si queremos que nuestros niños no nos mientan, entonces nosotras no debemos mentirles. Los niños también deben ver que no les mentimos a los demás.

Diez consejos básicos para criar niños sanos

Para que nuestra tarea sea más fácil, hay diez lecciones y consejos que ayudan en nuestra labor de criar niños sanos.

Valora la pureza del aire y el agua, y una alimentación nutritiva.
Tenemos que alentar a los niños a desarrollar el gusto por alimentos que proporcionen nutrientes y energía. Por eso es bueno evitar darles a los niños comida con sal agregada (sodio) o demasiada azúcar. Debes redefinir el término "bocadillo" como algo que fortalece a los niños. Si les damos a los niños frutas y verduras enteras, eso los ayuda a apreciar esos alimentos como los deliciosos bocadillos que son. Debes tomar conciencia de que lo que cocinas, comes y les das a tus hijos los ayudará a tomar buenas decisiones. Y cuando crezcan, les puedes enseñar a leer las etiquetas de los alimentos que comen para averiguar lo que están comiendo.

Al inculcarles a los niños la importancia de la pureza del agua y del aire, aprenden a respetar nuestro medio ambiente.

Haz tanto ejercicio como te sea posible.
Según el informe de octubre del 2008 de *Go Out and Play*, publicado en octubre del 2008 por la Fundación de Deportes Femeninos (Women's Sports Foundation), las latinas eran el grupo menos propenso a alentar a sus hijas a participar en deportes. Asimismo,

las jovencitas latinas eran el grupo que menos ejercicio hacía. Como madres, debemos alentar, apoyar y dar el ejemplo para que nuestros hijos aprendan la importancia de la actividad física. Si adquirimos este hábito para toda la vida y se lo inculcamos a nuestros hijos, los ayudaremos enormemente a llevar una vida más sana.

Visita a tu proveedor de servicios de salud.
Los niños deben aprender que ir al doctor para sus exámenes médicos cuando están bien o mal de salud es algo que van a hacer el resto de su vida. Cuando los llevas al consultorio, les estás enseñando que esas consultas son importantes. Debes explicarles el propósito de cada visita para que los niños empiecen a aprender que es bueno ir al proveedor de servicios de salud.

A medida que los niños crezcan, los puedes animar a que hablen de su propia salud, hagan preguntas, lean las etiquetas e instrucciones de sus medicamentos (ya sean de venta con receta o no) y que comprendan cómo funciona su cuerpo. Cuando sean adolescentes, debes alentarlos a llevar un diario de salud y a quedarse a solas parte de su consulta con su proveedor de servicios de salud. Es así que los niños aprenden que cuidar de sí mismos significa ir al médico, explicarle cómo se sienten, comprender lo que les dice y saber que está bien hacer preguntas.

Sé que soy quien soy hoy en día porque recibí amor incondicional. Pasara lo que pasara, sabía que me querían. Y que dos personas me amaban incondicionalmente: mi tía Clara y Lucy. —Claire

Crea un hogar donde haya seguridad y afecto.
Los niños necesitan saber que son queridos. También debemos encontrar el punto medio entre ser afectuosa pero firme con ellos, proteger pero alentar independencia, enseñar pero brindar oportunidades para el autodescubrimiento. Por ejemplo, como

madres, debemos participar en la vida de nuestros hijos y, paradójicamente, darles espacio para se vuelvan independientes. Y cada edad requiere un enfoque diferente de nuestra parte.

Cuando nuestros hijos son pequeñitos, los protegemos y creamos un espacio seguro para ellos. Van creciendo y, poco a poco, les permitimos explorar por sí solos y los alentamos a hacerlo. A veces es necesario dejarlos caer para que aprendan a levantarse. Y hacemos todo esto con la sensibilidad que requiere nuestro rol de madre. A medida que nuestros hijos maduran y pueden asumir mayor responsabilidad, podemos darles las riendas de su vida gradualmente. Pero esa transferencia es un proceso, no sucede a la misma edad predeterminada en todos los niños.

Los niños también necesitan un hogar donde los conflictos se resuelvan de manera saludable. Eso significa que los niños deben ver que cuando los mayores están en desacuerdo, solucionan sus diferencias sin gritar, insultar ni hacer uso de la fuerza. La violencia no es aceptable en el hogar en ningún caso. Si hay violencia de algún tipo, debes buscar ayuda profesional para ti y tu familia. Los niños que crecen en familias donde existe discordia desarrollan varios problemas psicológicos, y si el niño es expuesto a violencia o abuso, el impacto negativo se multiplica.

Fomenta la autoestima.

La manera más importante en que nosotras, las latinas, demostramos que nos preocupamos y amamos a nuestros hijos es ayudándolos a desarrollar una sana autoestima. Los niños aprenden a valorarse cuando les mostramos que los valoramos a ellos, a los demás y a nosotras mismas. Debemos trasmitirles a los niños que nuestra fortaleza de carácter y nuestras virtudes no sólo nos definen a nosotras como madres, sino que los definirán a ellos en el futuro.

Demasiadas veces he escuchado a una latina decir, cuando su conducta no era lo que más les convenía a sus hijos: "Son muy chicos para saber lo que pasa". De hecho, eso es totalmente falso. Todos los estudios muestran que los bebés pueden responder a las emociones negativas que los rodean. Los niños sienten y están conscientes de mucho más de lo que pueden expresar. A veces, su conducta refleja lo que sienten, pero que no pueden expresar.

> *Alicia llegó de la escuela feliz, porque la habían escogido para tocar la flauta. Empezó a tocar para su mamá y dijo: "Mamá, excelente, ¿no?" La mamá de Alicia hizo una pausa y levantando la vista de la computadora dijo: "Eres una hija maravillosa, y para alguien que acaba de aprender a tocar flauta hoy, lo haces bastante bien". Alicia frunció el cejo y dijo: "Pensé que me querías y que me ibas a decir que lo hago muy bien". Su mamá la miró, sonrió y la abrazó diciendo: "Por supuesto que te quiero y por eso siempre te voy a decir la verdad".*

Con todo lo que hacemos y decimos, les demostramos a los niños el valor de tener una autoestima sana. Ser madre requiere mucha reflexión, porque a veces tenemos que controlar nuestros sentimientos y enfocarnos en la lección que queremos que aprenda nuestro hijo. Debemos pensar en las consecuencias de nuestros propios actos. Tal vez tengamos que crear una tregua sutil entre ser genuina y responder de la manera correcta. Habrá veces en que estaremos furiosas, pero nuestra respuesta debe ser mesurada y de acuerdo a las necesidades del niño. A menudo es difícil hacerlo, pero ésa es la única opción aceptable si la meta es que nuestros hijos se sientan seguros y desarrollen una imagen positiva de sí mismos.

Conozco a latinas que erróneamente creen que desarrollar autoestima significa decirles siempre a los niños que todo lo que hacen es perfecto, incluso si no es el caso. Esta actitud lleva a los niños en la dirección equivocada. Lo que usualmente ocurre es que, con el tiempo, los niños se acostumbran a elogios entusiastas por cualquier cosa que hagan, sin importar que esté bien o mal hecha; no valoran los comentarios de su madre porque siempre son los mismos y no aprenden que es aceptable no hacer todo perfecto. Los mejores comentarios son los que aplauden el esfuerzo de tus hijos y su voluntad de intentar cosas nuevas, incluso si no tienen éxito.

La autoestima también significa que ayudamos a nuestros hijos a establecer límites sanos a las relaciones que tienen con nosotras y los demás. Debemos dejar en claro los diversos roles que tienen diferentes personas en su vida. Si bien es positivo que nuestros hijos sean muy apegados a nosotras, también debemos dejar en claro que no podemos ser su amiga, porque somos su madre. A diferencia de un amigo, los padres tienen la labor de amarlos incondicionalmente, enseñarles, darles o negarles permiso, y tomar las decisiones importantes. Los amigos no hacen este tipo de cosas.

Nuestros propios actos les enseñan a nuestros hijos que el amor no domina ni interfiere. Por eso respetamos su privacidad con el entendimiento de que la privacidad es un privilegio que depende de la confianza y buen criterio demostrado. A veces es difícil saber si nuestros hijos están juntándose con un buen grupo de jóvenes. Las tendencias actuales de usar mensajes de texto, pasar tiempo en sitios de conexión social por Internet y salir en grupo para encontrarse en algún lugar dificultan que los padres conozcan a todos los que tienen influencia en sus hijos. Lo bueno es que, según estudios, las afirmaciones generalizadas de hostigamiento en sitios de conexión social no son válidas. Cuando haya actividades en la casa de otros, debes sentirte cómoda de llamar a los adultos que estarán presentes para comprender el nivel de supervisión que habrá y hablar de las reglas que ellos se cerciorarán de que se cumplan.

La autoestima también significa que necesitamos alentar el pensamiento independiente y mostrar que lo valoramos. Cuando hablamos con nuestros hijos y escuchamos sus opiniones, eso los anima a comunicarse con nosotras. Nuevamente: es necesario encontrar el punto medio entre decirles lo que pensamos, corrigiéndolos cuando están equivocados, pero de una manera que no los avergüence ni ofenda. Debemos crear estas oportunidades en todo tipo de situaciones. Esto significa que debemos alentar a nuestros niños a que jueguen con otros, lean solos y participen en actividades que los acostumbren a tener contacto con el mundo.

Aprecia las diferencias.
El único ideal es ser lo más saludable posible. Los niños hispanos de ambos géneros parecen preocuparse más de la imagen corporal que otros chicos. Es importante que todos los niños desarrollen conciencia de su cuerpo de manera saludable y se acepten como son.

> *Las señoras en la tienda dieron por sentado que no hablaba español. Una de ellas me miró y le susurró a la otra en español: "Es tan blanquita que probablemente se baña en leche". Inmediatamente sentí que las mejillas se me ponían rojas de rabia y vergüenza. Corrí hasta donde estaba mi mamá y le conté lo que la señora había dicho. Mi mamá me miró y me aconsejó: "Debiste sonreír y decirle en español: 'No, no, sólo agua y jabón como usted'". Mi mamá tenía las palabras precisas para cada situación y lograba hacerme sentir bien conmigo misma .*
> —Isabel

Eso significa que por medio de tus palabras y acciones, debes demostrar que valoras a todas las personas, culturas y religiones. La mejor manera de hacerlo es sin usar jamás lenguaje denigrante ni contar chistes insultantes de tu propia cultura o de las otras. Debemos enorgullecernos de nuestro idioma y patrimonio.

Escuchar comentarios ofensivos, ya sea en la interacción personal o de otras fuentes, no es bueno para nadie. Por ejemplo, los adolescentes que escuchan música con insultos y contenido sexual tienen más probabilidades de desarrollar conducta sexual prematura en comparación con adolescentes que escuchan música con contenido sexual pero no denigrante.

Limita el tiempo frente a la televisión.

Debemos desalentar que se mire demasiada televisión y debemos fijarnos en particular en los varones que están pegados al televisor, ya que se considera un patrón altamente asociado con depresión en el futuro. En cuanto a las niñas, estudios recientes han demostrado una correlación entre los programas de contenido sexual y el embarazo antes de los veinte años de edad.

Liz sabía que sentarse a ver una película no era lo que más le gustaba hacer con su mamá. Juntas cocinaban, limpiaban, iban de compras y hacían los recados porque, de esa manera, podían hablar. Eso la hacía sentirse muy especial, porque Liz sabía que su mamá quería escuchar lo que ella tenía para contarle.

Cuatro décadas de investigaciones han confirmado que ver programas violentos tiene un efecto negativo en los niños. Estas imágenes, incluso cuando están en la categoría de caricaturas o violencia fantástica, aumentan el número de pensamientos, conductas y sentimientos violentos en niños. Asimismo, esos programas disminuyen la probabilidad de que los niños desarrollen solidaridad. Lo que sí es útil es que los padres vean programas con sus hijos y conversen sobre lo que están viendo.

Habla sobre sexo, sexualidad y relaciones sexuales.

Hablar sobre sexo, sexualidad y relaciones sexuales no debe ser motivo de una sola conversación. Las madres hispanas necesitan saber que estos temas deben ser parte de lo que hablan con sus hijos de toda edad. Estamos observando que la preocupación por ser sexualmente atractivo, especialmente en niñas desde los nueve años, es un problema cada vez más común. Tiene mucho que ver con la explosión en publicidad orientada a niños. A principios de los ochenta, las compañías gastaban $100 millones en avisos dirigidos al público infantil; para el 2008, la cifra era $17,000 millones.

Aunque podemos culpar a los anunciantes de acortar la infancia de los pequeños, los padres también tienen parte de la responsabilidad. Nosotras, como adultas, tenemos la crucial función de decir que no. Por ejemplo, debemos negarnos cuando nuestros hijos quieren ropa, programas para la computadora y otros productos con contenido o lenguaje hostil, negativo, ofensivo o sexual.

Demasiados padres quieren ser amigos de sus hijos. Otros desean desesperadamente que sus hijos los quieran y ceden ante cualquiera de sus exigencias. Ninguna de estas actitudes es buena. Cuando hablas con latinas en los últimos años de la adolescencia o adultas jóvenes, a menudo dicen que lo que querían de chicas eran padres que les impusieran límites.

> Los varones y las mujeres difieren en su opinión sobre el sexo oral. "La probabilidad de que los chicos dijeran sentirse bien consigo mismos y sentirse populares era mayor... mientras que las probabilidades de que las chicas dijeran sentirse mal consigo mismas y sentirse usadas eran mayores".
>
> —Sonya S. Brady y Bonnie L. Halpern-Felsher, Consecuencias de practicar sexo oral en lugar de sexo vaginal, según adolescentes, *Pediatrics*, Vol. 119 No. 2, pp 229-236, febrero 2007

Parece ser que para las muchachas hispanas, lo que determina cuándo van a tener su primer contacto sexual depende mucho de su concepto de control personal y las expectativas de sus padres. Las jovencitas latinas que perciben que su familia cree que la educación es importante tienen mayores probabilidades de postergar la actividad sexual. Asimismo, cuanta mayor sea la diferencia en edad entre la jovencita latina y su pareja, mayor la probabilidad de que la conducta sexual se inicie antes. Como madres, debemos saber esto y comunicarles esta información a nuestros hijos.

No se puede dejar de recalcar la importancia de estas conversaciones. Debemos recordarles a los niños que el cuerpo humano está diseñado para disfrutar de la sexualidad. La dificultad está en que el cuerpo se desarrolla antes que la capacidad de manejar las consecuencias de la intimidad sexual: en el aspecto emocional, financiero y otros. Todos los estudios hasta la fecha demuestran que los hombres no desarrollan plenamente la capacidad de pensar con madurez sino hasta poco antes de cumplir los 30.

Entonces, ¿cuál es el mejor momento para empezar a hablar de sexo y relaciones sexuales? Probablemente antes de lo que piensas. Es mucho más difícil tener estas conversaciones si esperas a que tus hijos sean adolescentes. Es necesario adecuarlas a la edad del niño y empezar antes de que tus hijos y sus amigos entren en la pubertad. La información debe provenir de ti. Hay buenos artículos, páginas de Internet y libros en la biblioteca o librerías para ayudarte con estas conversaciones.

Habla acerca del abuso de sustancias legales e ilegales.
En lugar de concentrarte en mensajes que infundan miedo y horror hacia las drogas, es mejor recordarles a los niños que la gente que abusa de las drogas no tiene la intención de ir a parar a la calle o la cárcel. Debes enfatizar que es un proceso destructivo, porque las drogas se apoderan del cerebro y la vida entera del adicto.

Afianza la fe.
La fe les da a los niños una visión positiva del futuro y el concepto de que existen propósitos que trascienden sus necesidades inmediatas. También puede servir de gran consuelo en caso de alguna muerte en la familia. Darles a los niños una guía espiritual por medio de la religión los ayuda a desarrollar sus valores y encontrar un norte en el caos de mensajes sociales contradictorios.

Los niños son sanos cuando cumplimos con nuestra ardua tarea de enseñarles los diez pasos mencionados hasta aquí. Queremos lo mejor para ellos y eso significa que debemos pensar cada cosa que hacemos y decimos.

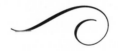

Nuestra pareja

Como latinas, estamos cuidando a nuestra pareja constantemente. Y cuando lo hacemos, ciertos aspectos específicos deben ser parte de nuestra rutina.

Alimentación saludable

Asegúrate de que la comida en casa sea sabrosa y saludable. Tu lista de compras debe incluir varias verduras, frutas, legumbres, fideos de trigo integral, arroz integral, pollo y cortes de carne magra. Si estás dispuesta a comer trozos de apio y zanahorias, tenlos bien a la mano. Si prefieres algo más crocante, come nueces, frutas enteras (en lugar de jugo) y palomitas de maíz (sin mantequilla). El chocolate oscuro en pequeñas porciones (una onza) también es bueno para el corazón y te levantará el ánimo.

Salud

Cerciórate de que todos los adultos estén al día en sus vacunas y que vayan a sus chequeos médicos anuales. Según tu edad e historia médica, tal vez necesites pruebas anuales y exámenes adicionales. Si alguno de los dos fuma, deben ayudarse para dejar el cigarro. Igual, si alguno tiene síntomas de depresión o ansiedad, es importante que consulte con un experto en salud mental. Los exámenes dentales y de la vista también son necesarios para mantenerse sano. La salud requiere que consultes a tu proveedor de servicios de salud a fin de evitar problemas de salud más serios. Si usas las herramientas de la tercera parte, bajo el título "Acerca de mi salud", las consultas serán más fructíferas. Como latinas, tenemos la responsabilidad y la autoridad de hacer que nuestra pareja vaya a las citas médicas necesarias.

EJERCICIO

Caminar siempre ha sido una buena actividad para parejas. Lo mejor es encontrar un lugar seguro y bien iluminado para caminar, incluso si es necesario manejar hasta allá. Además, una ventaja adicional es que puedes conversar. Otra posibilidad es ser parte de un equipo. Si uno de ustedes disfruta del deporte en equipo, el otro puede observar o ser parte del grupo de apoyo del equipo. El objetivo es incluir el ejercicio en tu vida con regularidad.

RELACIONES SEXUALES

Toda pareja debe llegar a un acuerdo en lo que ambos consideran los aspectos esenciales de la intimidad sexual y la frecuencia de las relaciones sexuales. Estos deseos pasan por grandes cambios, según lo que ocurre en la vida de la pareja. Estos sucesos incluyen el nacimiento de un bebé, el inicio de la menopausia, variaciones en la salud, giros laborales, estrés financiero y casi todo lo demás. La razón es simple. Cuando tienes relaciones sexuales con tu pareja, te estás compartiendo a ti misma. Y la capacidad de una persona de compartir y tener momentos de intimidad depende de lo que está sucediendo en tu vida. Hay gran variabilidad entre las latinas con respecto a su interés en el sexo según la etapa por la que están pasando. Por ejemplo, algunas latinas experimentan la menopausia como un momento de aumento en el deseo sexual, mientras que otras pierden todo interés en el sexo. Lo más importante es que las parejas conversen cuando el nivel de intimidad sexual no los satisface a ambos. Si la situación se pone más difícil, es una buena idea buscar la ayuda de un profesional de la salud.

Para las latinas, cuidar de las personas que nos rodean es algo que hacemos naturalmente, pero no podemos cuidar de nuestra pareja hasta al punto de descuidarnos a nosotras mismas. Si no disfrutamos del tiempo que pasamos con nuestra pareja, entonces

Ana era vivaz, graciosa y le caía bien a todo el mundo, mientras su esposo era callado, serio e interesado sólo en datos y cifras. De alguna manera, para sorpresa de quienes los conocíamos, vivieron juntos dos décadas y tuvieron dos hijos. Y luego un día, cuando estábamos saliendo a almorzar, tuvimos que regresar a su casa porque había olvidado su suéter. Mientras subía las escaleras, murmuró algo sobre "su propia habitación" y que era más fácil tener su propio cuarto porque así siempre podía encontrar lo que buscaba. Me quedé callada y sólo dije: "Ah, por supuesto…" cuando me di cuenta de lo que implicaban sus palabras. "Mi propia habitación" significaba que su esposo dormía en otro cuarto. Me quedé muda.

Le pregunté a Ana si era feliz en su matrimonio. Ana sonrió mientras afirmaba que tenía dos hijos maravillosos y que ella y su esposo eran amigos, a pesar de dormir en cuartos separados. Y sabía que después de dos décadas de matrimonio, la amistad los sostendría cuando fueran mayores. Insistí un poco más en el tema y le pregunté si se quedaría con John si tuviera un millón de dólares. Sin dudarlo un instante me dijo que le daría la mitad porque había sido un buen padre y luego lo dejaría. Añadió tímidamente que tal vez en algún lugar podría encontrar el amor de su vida.

Siete años más tarde, John llegó a casa y anunció que prefería estar solo. Siempre había vivido recluido, pero ahora la vida había cambiado y prefería eso. Reconocía que eran amigos, pero realmente no quería pasar casado sus últimos años de vida. Para Ana esto fue una dolorosa sorpresa. Aunque hoy Ana vive sola, todavía tiene la esperanza de encontrar el amor de su vida.

tal vez sea tiempo de reflexionar acerca de la relación. A veces, después de pasar juntos más tiempo, te das cuenta de que los gustos de ambos han cambiado. Cuando los cambios van en la misma dirección, entonces el resultado es una relación larga y

> *Esperamos ocho años para tener un bebé. Conversamos acerca de lo que significaba para nuestra relación. Roberto estaba muy entusiasmado con la idea de tener un bebé. Sabía que no iba a ser como su padre. Y yo, que me había criado con mi madre y mi abuela, estaba feliz de pensar que un día tendría un hijo maravilloso con un padre atento y cariñoso.*
>
> *Y mírame ahora. Nuestra preciosa hija tiene seis meses, y me siento totalmente abrumada. ¿Es que siempre la esposa tiene que hacer todo? Trabajo, me encargo de la casa, me encargo de la bebé. Hago todos los preparativos para la guardería y ¿dónde está Roberto? Trabaja hasta tarde y llega a casa a las 10:00 pm. Cree que es mejor que su padre porque cambia un pañal de vez en cuando. Eso no es suficiente. Estoy harta. No puedo creer que hayamos llegado a esto. Preferiría dejarlo y criar sola a mi hija.*
>
> —Ida

feliz. Cuando los cambios van en dirección opuesta, debes reevaluar la relación y determinar cómo van a conciliar las diferencias o si es hora de separarse. En algunos casos, puedes recurrir a la ayuda de un profesional para que puedas establecer saludablemente tus propios límites.

Lo básico es saber si tú y tu pareja son viables. Según el Dr. Dan O'Leary, un famoso terapeuta matrimonial de SUNY Stony Brook, tienes que preguntarte dos cosas: ¿Se quieren? ¿Tienen una buena vida sexual? Las respuestas a esas dos preguntas son buenos indicadores de si la pareja puede beneficiarse de terapia matrimonial. Si tú y tu pareja contestaron sí a ambas preguntas, entonces tienen buenas probabilidades de resolver sus problemas. Con cada respuesta negativa, las probabilidades disminuyen. Y tú, ¿cómo responderías? ¿Cómo crees que respondería tu pareja? Cuidar de tu pareja requiere que ambos compartan las mismas ideas sobre el amor y el sexo.

¿Cómo supe que Edgar y yo éramos el uno para el otro? No tengo idea. Sólo sé que con él me sentí totalmente amada y completamente segura. Nos apoyábamos mutuamente, tanto en lo material como en lo emocional. Estábamos juntos todo el tiempo sin asfixiar al otro, apoyábamos que el otro fuera independiente. No tenía nada que ver con cuánto dinero teníamos o, para ser más exacta, cuánto dinero nos faltaba. Sólo sabía que mientras estuviéramos juntos todo iba a estar bien. Y con eso vino un nivel de intimidad sexual que sólo he experimentado con él.

—Carolina

Los cuidados deben ser mutuos. Esto es especialmente importante cuando la relación pasa por momentos de estrés por causas externas. Dar y recibir no significa que uno siempre da y el otro siempre recibe. Los desequilibrios son sólo tolerables brevemente y se convierten en intolerables si continúan, incluso si en algún momento estuviste dispuesta a aceptarlos. Si tienes una sensación predominante de aburrimiento, rabia o falta de alegría, es importante que busques ayuda profesional. Si ya no quieres cuidar de tu pareja o si lo haces y sientes que es una carga, es hora de reevaluar la relación. El rechazo a cuidar a la pareja puede ser una señal de que hay otros problemas que requieren ser abordados y resueltos.

Nuestra familia

Los otros adultos en nuestra vida van desde los parientes biológicos, lo que incluye a nuestros padres, hasta las personas que llamamos hermanos del alma. ¿Qué es una hermana del alma? Con una hermana biológica compartes los mismos padres, pero con una hermana del alma te unen experiencias compartidas. Esta persona es más que una amiga; es alguien en quien confías tanto que le pides que tome las decisions por ti si estás incapacitada. De una manera u otra, los hermanos del alma son parte de tu familia.

No hay otra manera de describir la unión que nosotras, las latinas, compartimos con quienes amamos y el compromiso, usualmente tácito, de cuidarlas. Cuando cuidamos a los demás de manera saludable, también nos estamos cuidando a nosotras mismas. Nuestro reto es encontrar un equilibrio saludable en la manera en que cuidamos de los demás, para no ser ni santas ni mártires.

Cuidar de la salud de nuestra familia requiere mucho de lo que ya hemos mencionado: alimentación sana, ejercicio frecuente, visitas regulares al médico, vacunas al día y así sucesivamente. Durante algunas etapas de nuestra vida, esto puede requerir tiempo que sólo nosotras podemos dar. Puede que haya muchas cosas que hacer y gente que ayude, pero a fin de cuentas, somos nosotras las que tenemos que poner manos a la obra. Debemos esforzarnos por encontrar el equilibrio entre nuestra necesidad de cuidar de los demás y la necesidad de cuidar de nosotras mismas.

A lo largo de este libro, tú has sido el foco, porque cuidar de los demás requiere que te cuides tú primero. A veces, en situaciones especiales, tal vez tengas que hacerlo todo y simplemente enfocarte en los demás. En esos momentos, puedes recurrir a tus reser-

En la oficina había mucho trabajo, pero tan pronto como escuché que mi mamá se había puesto peor, crucé todo el continente para estar con ella. Cuidar a mi madre esas últimas semanas fue una experiencia que atesoraré por el resto de mis días. Su vida siempre fue una gran inspiración para mí. Tenía noventa y tantos y seguía siendo muy dulce. Sí, estaba en coma, pero yo sabía que a veces me podía escuchar y responder. Una vez le dije que le iba a poner crema en la cara, y sonriendo, me ofreció la mejilla para sentir la humedad. Eso me convenció de que todavía estaba conmigo, que todavía no la había perdido. Estuve con ella hasta el final y atesoro cada instante que pude pasar con ella, especialmente esa última sonrisa.—Esther

vas emocionales, físicas y espirituales para que te ayuden a sobrellevarlo. Pero incluso en esos momentos, esas reservas deben ser renovadas y no puedes descuidarte de ti misma. Debes ir al médico, dormir lo suficiente, comer bien, hacer ejercicio y recibir la energía que vienen de la intimidad sexual y emocional.

Para cuidar de tus hijos, tu pareja y tu familia, lo primero y lo más importante es que te cuides a ti misma.

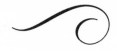

NUESTRAS NECESIDADES DE SALUD: CÓMO ENCARGARNOS DE ELLAS

Segunda Parte

DECIDIR QUÉ INCLUIR EN ESTA PARTE DEL LIBRO FUE UN RETO. Hay mucha información de salud, y sabía que no podía incluir todo ni pretendía abarcar todo. La decisión acerca de los temas a incluir se basó en dos consideraciones. En primer lugar, quería hablar de todas las enfermedades y problemas de salud de alta incidencia en latinas (por ejemplo, depresión, diabetes y artritis). En segundo lugar, quería tratar temas específicos que las latinas me pidieron que mencionara (por ejemplo, menstruación, relaciones sexuales, sexualidad e intimidad sexual). También decidí incluir un "Glosario de palabras frecuentes", que aparece al final de la segunda parte.

Datos y recursos esenciales para latinas

CADA TEMA SE PRESENTA CON LOS DATOS MÁS IMPORTANTES, LAS causas y los pasos para la prevención, así como recursos en el Internet para obtener mayor información. Me ceñí a los recursos cibernéticos que proporcionan información científicamente correcta y que no están intentando vender un producto.

Por supuesto, si deseas hablar con alguien, puedes llamar a la Línea Nacional de Ayuda sobre Salud para la Familia Hispana, Su Familia, al 1-866-783-2645 ó 1-866-SU-FAMILIA, de lunes a viernes de 9:00 a.m. a 6:00 p.m., hora del este. Los promotores de salud que contestan el teléfono se han comprometido a ayudarte a ti y a tu familia a mantenerse lo más sanos posible.

Uso del alcohol y el alcoholismo

"No está tomando; simplemente está alegre".

Las latinas y el alcohol

- *Las latinas jóvenes son más propensas a tomar mucho de una sola vez (beber en exceso).*

- *Las latinas más "asimiladas" a la cultura estadounidense son más propensas a tomar mucho de una sola vez (beber en exceso).*

- *Las latinas son más propensas que otras mujeres a morir de enfermedades crónicas del hígado y cirrosis.*

- *Es menos probable que las latinas sepan que la cerveza es una bebida alcohólica.*

¿Qué pasa?

Para la mayoría de latinas, beber una copa de vino de vez en cuando no es problema. Lo que sí sabemos es que tomar más de siete tragos en una semana o más de tres tragos al día significa que hay indicios de que la ingestión de alcohol se está convirtiendo en un problema. Cuando las latinas beben demasiado, esta conducta puede llevar al abuso del alcohol y con el tiempo, al alcoholismo, la enfermedad en la cual el cuerpo se vuelve dependiente del alcohol. Nadie que bebe tiene la intención de volverse alcohólico. El alcoholismo es una enfermedad en la que la necesidad de beber acapara los pensamientos de la persona, y como resultado, la persona ya no puede pensar racionalmente. Todo lo que ésta desea es beber otro trago.

Los investigadores solían pensar que cuando alguien bebía se activaba el "centro del placer" del cerebro. Ahora sabemos que la parte del cerebro que se activa es la de los "antojos". Con el tiempo, el cuerpo de la persona le dice a su cerebro que se le "antoja" más alcohol, a pesar de que cada trago causa más daños corporales.

¿Cómo saber cuánto alcohol es demasiado? Como muchas cosas, esto varía de persona a persona. "Demasiado" depende de si eres hombre o mujer, tu edad, tu peso y muchos otros factores. Para algunas latinas, siete tragos en una semana está bien; para otras, puede ser demasiado. Por ejemplo, algunas latinas no tienen la enzima que procesa el alcohol apropiadamente en el estómago. Dichas latinas tienen una reacción "alérgica" a una copa de vino, y la cara se les pone roja.

La pregunta de "cuánto" está rodeada de muchos mitos que te pueden llevar en la dirección equivocada. Aunque algunas latinas se enorgullecen de que "saben tomar" y que no se emborrachan, la capacidad de hacerlo es indicio de que puede haber problemas en el futuro. Los estudios nos dicen que la capacidad de beber sin embriagarse, en realidad, aumenta el riesgo de volverse dependiente del alcohol. Aunque no sientas el daño que está sufriendo tu cerebro y cuerpo, el daño está ocurriendo. Es importante saber que nosotras las mujeres no podemos "tomar como hombres" o tomar tanto como ellos porque nuestro cuerpo no usa el alcohol de la misma manera que el cuerpo de los varones. Como resultado, no sólo los impactos negativos son mayores en mujeres que en hombres, sino que ocurren más pronto.

Cuando bebes demasiado, esto tiene un efecto nocivo en el hígado, el corazón y el cerebro. Las latinas que beben mucho (más de siete tragos a la semana) son más propensas a padecer de cáncer, enfermedades del corazón y del hígado, a morir de cirrosis y experimentar una disminución de la dimensión y la función cerebral. Pero el alcohol destruye más que el cuerpo.

A nivel emocional y espiritual, tomar en exceso pone en peligro

PUNTO CLAVE

Si estás embarazada o intentando quedar embarazada, no tomes nada de alcohol.

nuestro trabajo y las relaciones con quienes más nos aman. Asimismo, beber demasiado tiene como resultado mal criterio (por ejemplo, ésta no es una situación riesgosa) y malas decisiones (por ejemplo, puedo conducir). El alcohol cambia lo que haces y piensas.

Cuanto más joven tomes, mayor será el daño físico que cause el alcohol en tu cuerpo y cerebro. Tus relaciones sufren también. Si eres una joven latina que bebe demasiado, eres más propensa a caer en situaciones riesgosas o peligrosas. ¿Qué significa eso? Por ejemplo, puedes conducir y ocasionar un accidente en el que hay heridos. O puedes despertarte y darte cuenta de que te has acostado con alguien que no te resulta particularmente atractivo o que tuvieron relaciones sexuales sin usar un preservativo. También sabemos que las mujeres que beben demasiado, cualquiera sea su edad, son más propensas a ser víctimas de violencia física o sexual, porque otros se aprovechan de la situación.

Causas y prevención

Si bien no hay una causa en particular que lleva a abusar del alcohol o a volverse dependiente de él, hay pasos que puedes dar para evitar beber de manera peligrosa:

1. Evita a la gente que bebe en exceso; te animan a hacer lo que estás tratando de evitar.
2. No bebas sola.
3. No vayas a celebraciones o eventos especiales que requieren que se tome en exceso.
4. Ponte el límite de no más de siete tragos por semana y no más de tres tragos en un solo día.
5. Ofrécete a ser la "conductora sobria", lo que te obliga a evitar el alcohol del todo en ciertos días y ocasiones.
6. Recuerda que deseas mantener la salud de tu cuerpo.
7. Recuerda que tener familiares que abusan del alcohol no significa que es inevitable que tú también abuses del alcohol.

¿Tengo un problema?

La mayor parte del tiempo, la persona que tiene un problema con el alcohol es la última en admitir que bebe demasiado o que su hábito de beber está causando problemas personales.

MITO:	Basta ver a las personas para saber si han tomado.
REALIDAD:	No es tan fácil.

MITO:	Si le añado jugo a un licor fuerte, la cantidad de alcohol se reduce.
REALIDAD:	La cantidad de alcohol sigue siendo la misma.

MITO:	Tomo mucho porque el hábito lo llevo en los genes.
REALIDAD:	Los genes establecen la propensión, pero lo que tú haces es lo que convierte ese riesgo en realidad.

Piensa en ti y contesta francamente las siguientes preguntas:

1. ¿Te sientes feliz de emborracharte?
2. ¿Faltas al trabajo el lunes porque tomaste demasiado el fin de semana?
3. ¿Necesitas un trago para "tranquilizarte" o "sentirte cómoda"?
4. ¿Esperas ansiosamente juntarte con amigos porque todos toman?
5. ¿Planeas tu día alrededor de actividades que incluyen tomarse unos tragos?
6. ¿Algunas veces escondes el hecho de que estás bebiendo?
7. ¿Pasas tiempo con gente que toma mucho de una sola vez?
8. ¿Alguna vez te has sentido avergonzada por beber?
9. ¿Bebes cuando estás sola?
10. ¿Sientes que un trago en la mañana te ayuda a empezar el día?

Si respondes afirmativamente a alguna de estas preguntas, puede que estés camino al alcoholismo.

¿Es posible mejorar?

Sí. No importa cuán desesperada te sientas, el admitir que tienes un problema con la bebida es un paso importante para tu mejoría. Muchas latinas tratan de ocultar lo que temen. Para otras, los sentimientos de vergüenza pueden ser abrumadores. Aprovecha ese sentimiento de vergüenza para ir en la dirección correcta y buscar ayuda profesional. Habla con tu proveedor de servicios de salud sobre tratamientos, lo cual dependerá de cuánto y con qué frecuencia tomas bebidas alcohólicas. El tratamiento te permitirá disfrutar de la vida y tener relaciones más sanas. Tendrás que esforzarte durante el proceso de recuperación, y será difícil al principio, pero la recompensa será enorme. No abandones el tratamiento si no funciona inmediatamente y no te rindas si tienes que reiniciarlo varias veces. La recuperación es un proceso que requiere compromiso, tiempo y esfuerzo.

¿Qué pasa si uno de mis seres queridos es alcohólico?

Como tal vez ya lo sabes, una persona que abusa del alcohol puede parecer encantadora al principio. Pero con el tiempo, la conducta de esa persona cambia a medida que su dependencia del alcohol aumenta. Es muy difícil cuando un ser querido bebe en exceso. Si estás en esa situación, busca ayuda profesional para esa persona y para ti. El alcoholismo es una enfermedad grave, y no puedes bregar con la enfermedad tú sola.

Dónde encontrar más información

National Institute on Alcohol Abuse and Alcoholism
www.niaaa.nih.gov
Cuenta con una sección de preguntas frecuentes y otro tipo de recursos, lo que hace que esta página web esté llena de información valiosa, a pesar de ser un poco técnica.

National Library of Medicine (NLM): MedlinePlus
www.nlm.nih.gov/medlineplus/alcoholism.html
La NLM es la biblioteca del National Institutes of Health y tiene un directorio cibernético sobre el alcoholismo, organizado por temas. Esta página web incluye información general, resultados de estudios, organizaciones, información sobre genética y más.

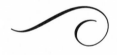

La artritis

"¿Por qué se queja? Todos tenemos dolores".

LAS LATINAS Y LA ARTRITIS

* *Las latinas con sobrepeso son propensas a la osteoartritis en las rodillas.*

* *Las latinas que se mantienen activas son menos propensas a desarrollar osteoartritis.*

* *Hay menos probabilidades de que una latina le diga a un profesional de la salud que tienen alguna forma de artritis, artritis reumatoide, gota, lupus o fibromialgia.*

* *Las latinas son más propensas a sufrir de artritis que los hombres hispanos o negros no hispanos.*

¿Qué pasa?

Nadie debería vivir con dolor. Muchas de nosotras han escuchado a un familiar decir: "Tengo artritis" y hacer una mueca de dolor al moverse. Aguantar no es lo que nosotras ni nuestros familiares debemos hacer. Muchas de nosotras nos resignamos a la idea de que el dolor simplemente es una dificultad más en la vida, una parte "natural" de envejecer. Pero el dolor corporal no es algo que debemos ignorar. Es una señal que debemos escuchar. Con un apropiado diagnóstico de la causa del dolor, podemos mitigarlo y hacer las cosas que queremos hacer.

La palabra *artritis* se usa con demasiada frecuencia como una palabra genérica para achaques y dolores en las partes del cuerpo donde una articulación conecta dos huesos, como las rodillas, muñecas, dedos, hombros, cuello, espaldas y caderas. El dolor puede ser causado por la inflamación o el desgaste natural de la articulación, o puede ser un síntoma de que tu sistema inmunitario no está funcionando apropiadamente.

MITO:	Un ejercicio bien hecho causa dolor.
REALIDAD:	El dolor es la manera en que el cuerpo te informa que lo que estás haciendo no es bueno para ti. Si tienes dolor en las articulaciones, debes dejar de hacer lo que estás haciendo.

Desgaste. La artritis más común es la osteoartritis, que se debe al desgaste de la articulación y sobreviene con la edad. ¿Qué la provoca? Piensa en tus actividades y las lesiones que sufriste que no fueron tratadas porque se mejoraron solas. Una lesión en la rodilla u otra articulación puede haber sanado rápidamente y dejado de dolerte, pero a medida que envejeces, la zona lesionada es más propensa a desarrollar osteoartritis. Además, cuanto más peses, más propensión tendrás a tener osteoartritis.

El desgaste se produce porque cada libra extra de peso es como cuatro libras de estrés adicional para las rodillas. Y se produce no sólo por accidentes y lesiones, sino también por el trabajo, deportes y hasta el tipo incorrecto de ejercicio. Incluso los tacones de 3 pulgadas de alto pueden ser la causa, así que imagínate el daño que causan los tacones de 4 pulgadas. Algo que puedes hacer para beneficio de tus articulaciones es pensar en la manera que te mueves. Debes evitar movimiento que conlleve golpes constantes de las articulaciones. Esto abarca una gran variedad de actividades, desde movimientos de fuerza que requieren repetición hasta correr sobre cemento. Si tu trabajo requiere movimientos de este tipo, entonces debes usar regularmente zapatos adecuados y tomarte descansos.

El sistema inmunitario. A veces, los achaques y dolores son sólo una parte del problema. También puedes tener fiebre, sentirte agotada, perder peso sin tratar, respirar con dificultad y desarrollar ronchas o comezón. La artritis reumatoide, artritis reumatoide juvenil, gota, lupus y fibromialgia son sólo algunas de las enfermedades

PUNTO CLAVE

Éste es el riesgo de desarrollar osteoartritis según el peso:
• peso normal, 35 por ciento
• sobrepeso, 44 por ciento
• obesidad, 65 por ciento.

cuyos síntomas incluyen dolor en las articulaciones. Con estas enfermedades, el sistema inmunitario no hace bien su trabajo y, en lugar de proteger el cuerpo, lo ataca. Por eso se denominan enfermedades autoinmunes. Con frecuencia, estas enfermedades también afectan al corazón, riñones, piel y otros órganos. Las mujeres son más propensas a padecer enfermedades autoinmunes. La artritis reumatoide es la más común de las enfermedades autoinmunes.

Causas

No sabemos con certeza lo que causa todas las enfermedades cuyo síntoma son articulaciones hinchadas. Hasta este momento, hay poca evidencia que sugiera un componente genético.

Punto clave

Fumar aumenta el riesgo de desarrollar artritis reumatoide. Asimismo, los fumadores con osteoartritis tienen dos veces más pérdida de cartílago en las rodillas.

¿Tengo un problema?

La artritis no es algo que puedes diagnosticar tú sola. Tu comadre puede saber mucho, pero sólo un proveedor de servicios de salud puede determinar lo que te está causando el dolor en las articulaciones. Si no tienes un proveedor de servicios de salud (un tercio de las latinas no tienen uno), llama a la línea de ayuda *Su Familia* (1-866-SU-FAMILIA ó 1-866-783-2645) para que te den el nombre de una clínica local. Una vez que tu proveedor de servicios de salud determine la razón de tus achaques y dolores, podrá hablar contigo acerca de los tratamientos disponibles para reducir el dolor y darte mayor facilidad de movimiento.

¿Es posible mejorar?

Como mínimo, tu proveedor de servicios de salud hablará contigo acerca de los medicamentos con receta y sin receta a tu disposición, y cómo debes tomarlos. Ese profesional también debe orientarte sobre los tipos de ejercicio que te ayudarán a mantener la fuerza y flexibilidad, así como lo que debes hacer para mantener un peso saludable.

Es importante que consultes con tu proveedor de atención de salud con regularidad y que hagas los ejercicios que requiera tu diagnóstico. Si tienes osteoartritis, los ejercicios debidos te ayudarán a estirar y fortalecer las caderas, muslos y rodillas. Dichos ejercicios serán importantes para mantener buena amplitud de movimiento de las piernas y caderas.

Dónde obtener más información

Si sientes dolor y estás desesperada por encontrar alivio, tienes que ser sumamente cuidadosa con las páginas web que consultes, porque hay compañías que practican el fraude de salud. Los siguientes son recursos particularmente útiles y fidedignos.

National Institute on Arthritis and Musculoskeletal and Skin Diseases

www.niams.nih.gov

El NIAMSD es parte del National Institutes of Health, y la información en la página web incluye los estudios más actualizados y orientación fidedigna para el consumidor.

Centers for Disease Control and Prevention (CDC)

www.cdc.gov/arthritis

La página web del CDC incluye amplia información sobre el Programa de Artritis.

Arthritis Foundation

www.arthritis.org

Esta organización sin fines de lucro es una excepcional fuente de información y apoyo para quienes desean averiguar sobre las muchas enfermedades que se incluyen dentro del término general de *artritis*.

El asma

"Simplemente es demasiado emotiva. No tiene nada".

LAS LATINAS Y EL ASMA

- *El asma es más común en mujeres que hombres.*

- *Los adultos hispanos son menos propensos al asma que los adultos blancos no hispanos.*

- *Las latinas que viven en zonas fronterizas son más propensas al asma.*

- *Hay muy poca información sobre la propensión al asma entre adultos hispanos en los Estados Unidos y en toda América Latina.*

¿Qué pasa?
El asma es una enfermedad de los pulmones. Aunque puedes empezar a padecer de asma a cualquier edad, generalmente empieza en la infancia. Una vez que tienes asma, la tendrás por el resto de tu vida, pero con tratamiento y cuidados, los síntomas pueden disminuir.

Cuando tienes asma, se te inflaman las vías respiratorias (los tubos que llevan aire a los pulmones) y, como resultado, se angostan, lo que dificulta la respiración. A medida que las vías respiratorias se inflaman más, pueden producir mayor cantidad de secreciones. Esto hace que respirar sea aun más difícil.

Además de tener problemas para respirar, algunas personas producen un sonido silbante (un sonido agudo como un pito que parece provenir del pecho), jadean, sienten congestión en el tórax o tosen. No todos tienen estos síntomas, y a veces, éstos pueden ser síntomas de otra enfermedad. Sólo un proveedor de

MITO:	Cada vez más gente muere de asma.
REALIDAD:	Si bien más gente tiene asma, el número de muertes está disminuyendo porque hay mejores maneras de controlar la enfermedad.
MITO:	Para prevenir el asma, debes hacer diez inhalaciones profundas de aire puro todas las mañanas.
REALIDAD:	No hay manera de prevenir el asma.

servicios de salud puede diagnosticar si los problemas para respirar se deben al asma.

La inflamación de las vías respiratorias es la manera en que el cuerpo responde a un elemento desencadenante. Según el Instituto Nacional de Alergias y Enfermedades Infecciosas (National Institute of Allergy and Infectious Diseases o NIAID, por sus siglas en inglés) estos elementos incluyen agentes infecciosos (como virus y bacterias), el estrés, sustancias peligrosas que contaminan el aire (como el humo del tabaco) y otros alérgenos comunes (caspa de gato, ácaros del polvo y polen).

CAUSAS Y PREVENCIÓN

No hay cura para el asma, y en este momento no hay manera de evitar que alguien desarrolle asma. Puedes prevenir ataques de asma si evitas las sustancias que desencadenan un ataque y si tomas tus medicamentos.

¿Cómo puedo controlar el asma y mejorar?

Cuando recibas un diagnóstico de asma, te enseñarán a controlarla. Aprenderás a darte cuenta de los síntomas iniciales para que no empeoren y se conviertan en ataques de asma.

Hay mucho que puedes hacer para prevenir ataques de asma:

- *Pídele a tu proveedor de servicios de salud que desarrolle un plan para ti y cúmplelo al pie de la letra.*

- *Toma tus medicamentos como lo recomienda tu proveedor de servicios de salud.*

- *Vigila el funcionamiento de tus pulmones con un medidor de flujo máximo (un aparato que tu proveedor de servicios de salud te va a dar) y apunta tus resultados.*

- *Evita todo tipo de sustancias peligrosas que contaminen el aire. Cuando la calidad del aire no es buena, limita tus actividades al aire libre. Entérate de la calidad de aire en tu comunidad por la radio o Internet.*

- *Ten mucho cuidado de no inhalar los vapores de los productos de limpieza. Se sabe que algunos productos de limpieza considerados de toxicidad leve provocan síntomas respiratorios en mujeres, tengan o no tengan asma.*

- *Aprende lo que desencadena tu asma y evita esas sustancias y situaciones.*

PUNTO CLAVE

En los Estados Unidos, el asma es el motivo de 25 por ciento de todas las visitas a la sala de urgencias.

¿Es posible mejorar?

Por supuesto. El asma es una enfermedad crónica que se puede controlar. Lamentablemente, incluso cuando los niños hispanos con asma persistente tienen seguro, sus probabilidades de controlar su enfermedad son menores que las de niños blancos no hispanos. Sólo podemos suponer que lo mismo ocurre con los adultos. Todos los estudios indican que si tomas tus medicamentos, tienes menores probabilidades de ir a parar al hospital o una sala de urgencias.

¿Qué debo hacer si conozco a alguien que tiene asma?

Las personas con asma tienen una enfermedad que las acompañará por el resto de su vida. Las puedes ayudar a evitar los elementos que desencadenan el asma.

Dónde obtener más información

National Heart, Lung, and Blood Institute (NHLBI)
www.nhlbi.nih.gov

El NHLBI es parte del National Institutes of Health y es la principal organización del NIH que realiza investigación sobre el asma.

National Library of Medicine: MedlinePlus
www.nlm.nih.gov/medlineplus/asthma.htm

La NLM es la biblioteca del NIH y tiene información sobre el asma.

Environmental Protection Agency (EPA)
www.epa.gov/asthma/

La EPA tiene información acerca de cómo los consumidores pueden controlar su entorno para reducir o eliminar elementos que desencadenen el asma.

National Institute of Allergy and Infectious Diseases
www3.niaid.nih.gov/topics/asthma

El NIAID es parte del National Institutes of Health y proporciona buena información al consumidor sobre el asma.

Asthma and Allergy Foundation of America
www.aafa.org/

La información de la AAFA sobre el asma es para consumidores.

Asthma—CDC
www.cdc.gov/asthma/

Ésta es la página web del Programa Nacional de Control del Asma del CDC.

Ataque al corazón

"No es nada. Simplemente tengo que descansar un poco".

Las latinas y los ataques al corazón

- *Las latinas con síntomas de ataque al corazón se demoran mucho más en ir al hospital que las personas blancas no hispanas. (En otra sección damos más información sobre las latinas y las enfermedades del corazón.)*

¿Qué pasa?
El corazón no puede cumplir sus funciones vitales.

¿Tengo un problema?
A continuación, las señales de advertencia de un ataque cardiaco:

- *Tienes una sensación distinta, rara o dolorosa en el pecho. Quizá sientas más presión en el pecho, una sensación de restricción, llenura o dolor. Estas sensaciones pueden ser leves o severas. También pueden durar unos cuantos minutos o ir y venir. La sensación es distinta de cuando tienes dolores musculares. Aunque el dolor o una sensación incómoda en el pecho es el síntoma más común de un ataque al corazón, 43 por ciento de las mujeres no lo sienten.*

- *Tienes una sensación rara muy incómoda en la parte superior del cuerpo. Puede ser en uno o ambos brazos, la espalda, el cuello, la mandíbula o el estómago.*

- *Sólo puedes respirar superficialmente. Esto puede suceder antes o después de la sensación incómoda en el pecho.*

- *Sientes que estás a punto de vomitar o desmayarte. También comienzas a traspirar frío o te sientes mareada.*

MITO:	Con un ataque al corazón, la persona se desploma y muere instantáneamente.
REALIDAD:	Noventa y cinco por ciento de las mujeres presentan síntomas antes de un ataque cardiaco.

Las mujeres sienten más síntomas "atípicos" que los hombres durante un ataque al corazón. En un estudio, las probabilidades de que las mujeres tuvieran náuseas, vómitos o indigestión eran de más del doble.

No todos los que tienen un ataque cardiaco sienten los mismos síntomas. Algunos tienen todos estos síntomas, mientras que otros sólo tienen uno. Incluso si ya has tenido un ataque al corazón, es posible que los síntomas no sean los mismos si tienes otro.

Con demasiada frecuencia, las latinas que tienen un ataque cardiaco esperan más de lo que deben para ir al hospital. Mientras más esperes, más daño causará el ataque cardiaco. Cada minuto cuenta para salvar el corazón. Si estás teniendo un ataque cardiaco, mientras más rápido recibas atención y medicamentos, mejores los resultados para ti.

Si crees que estás teniendo un ataque al corazón, debes llamar al 911. En la mayoría de los lugares, las ambulancias tienen el personal y equipo para ayudar a estabilizarte. Por ejemplo, las ambulancias, en su mayoría, traen oxígeno y medicamentos, incluida la aspirina. Tú no debes manejar al hospital.

¿Es posible mejorar?

Sí. Tu proveedor de servicios de salud hablará contigo sobre lo que debes hacer para mantenerte sana y te ayudará a planear los cambios que debes poner en práctica en tu vida.

PUNTO CLAVE

Llama al 911. No conduzcas tú misma al hospital.

DÓNDE OBTENER MÁS INFORMACIÓN

NATIONAL HEART, LUNG, AND BLOOD INSTITUTE (NHLBI)
www.nhlbi.nih.gov
El NHLBI es la principal rama del National Institute of Health que realiza investigación sobre el corazón y las enfermedades vasculares.

NATIONAL LIBRARY OF MEDICINE (NLM): MEDLINEPLUS
www.nlm.nih.gov/medlineplus/heartdiseaseinwomen.html
La NLM es la biblioteca del NIH y cuenta con extensa información sobre las enfermedades del corazón en mujeres.

CDC—HEART DISEASE HOME
www.cdc.gov/heartdisease
Las enfermedades del corazón son la principal causa de muerte en los Estados Unidos, y gran parte del trabajo de la CDC se dedica a ellas.

OFFICE ON WOMEN'S HEALTH
www.4woman.gov/faq/heart-disease
El sitio de Internet de esta agencia federal contesta muchas preguntas, como las siguientes: ¿Cuál es la relación entre el colesterol alto y las enfermedades cardiacas? ¿El uso de parches anticonceptivos aumenta el riesgo de que tenga enfermedades del corazón?

AMERICAN COLLEGE OF CARDIOLOGY
www.cardiosmart.org
Cardiosmart es un servicio de información al consumidor de la Fundación del Colegio de Cardiología de Estados Unidos (American College of Cardiology Foundation). Ofrece información al consumidor en inglés y español bajo "Learn About Heart Disease" (Averigüe sobre las enfermedades del corazón).

AMERICAN HEART ASSOCIATION
www.americanheart.org
Esta organización nacional sin fines de lucro procura reducir la discapacidad y las muertes debidas a enfermedades cardiovasculares y apoplejía, y además ofrece extensa información para los consumidores.

El cáncer

"¡Ni lo digas!"

LAS LATINAS Y EL CÁNCER

- *Después de las enfermedades del corazón, el cáncer es la segunda causa de muerte (20 por ciento) entre los hispanos.*

- *Las latinas son menos propensas que las mujeres blancas no hispanas a tener cáncer del seno, del pulmón o colorrectal.*

- *A las latinas se les diagnostica el cáncer del seno de más jóvenes.*

- *Las latinas son más propensas que las mujeres blancas no hispanas al cáncer de la piel, el hígado, el páncreas o el estómago.*

- *A aproximadamente una de cada siete latinas le dará cáncer cervical.*

- *Las latinas con diagnóstico de cáncer tienen menores probabilidades de sobrevivir que las mujeres blancas no hispanas.*

- *En comparación con las mujeres blancas no hispanas, las latinas tienen menores probabilidades de recibir un diagnóstico temprano y, consiguientemente, tienen mayores probabilidades de que se les diagnostique el cáncer en una etapa más avanzada.*

¿Qué pasa?

A veces el cuerpo desarrolla bultos llamados tumores, y algunos de ellos son inofensivos (benignos). Entre los ejemplos de tumores benignos están los quistes y pólipos, los cuales están en una parte determinada del cuerpo y permanecen allí. Los tumores que crecen anormalmente e invaden el tejido cercano se llaman malignos. Aunque comienzan en una parte del cuerpo, también se pueden encontrar en otras partes. *Cáncer* es el término que se usa para describir cuando algo hace que las células del cuerpo se multipliquen y crezcan de una forma dañina para ti.

127

El cáncer no es una enfermedad sino muchas enfermedades. Según el Instituto Nacional del Cáncer (National Cancer Institute), éstos son los principales tipos de cáncer:

1. El carcinoma comienza en la piel o en los tejidos que recubren los órganos internos.
2. El sarcoma comienza en los huesos, cartílagos, grasa, músculos, vasos sanguíneos u otro tipo de tejido conjuntivo o conectivo.
3. La leucemia comienza en el tejido que crea sangre, como la médula espinal, y hace que se produzca un número anormalmente alto de células y que se incorporen a la sangre.
4. El linfoma y el mieloma múltiple comienzan en las células del sistema inmunitario.
5. El cáncer del sistema nervioso central comienza en los tejidos del cerebro y la médula espinal.

> **MITO:** Sólo a los fumadores les da cáncer del pulmón.
> **REALIDAD:** A las mujeres que no fuman también les da cáncer del pulmón.
>
> ---
>
> **MITO:** Si tienes cáncer y se propaga, te encuentras en las etapas más avanzadas del cáncer.
> **REALIDAD:** Cada vez hay más evidencia de que las células del cáncer se trasladan a otras partes del cuerpo y no se detectan sino hasta que sucede algún cambio genético y se vuelven malignas.

Se designa que el cáncer es de cierto tipo según el principal lugar donde se inició. Por ejemplo, si alguien tiene cáncer del pulmón, se continúa llamándolo cáncer del pulmón incluso cuando se ha propagado a otras partes del cuerpo. Metástasis es otra palabra usada cuando se encuentran células cancerosas en otras partes del cuerpo además del lugar original. La información sobre si las células del cáncer se han propagado ayudará a tu proveedor de servicios de salud a determinar las mejores opciones de tratamiento. Es por eso que tu proveedor de servicios de salud posiblemente ordene una variedad de exámenes si recibes un diagnóstico de cáncer. Una vez que concluyan esas pruebas, se describirá el cáncer conforme a etapas, que se designan del I al IV. (Por lo general se usan números romanos para este propósito.) El cáncer en la etapa I se ha propagado menos, y el cáncer en la etapa IV ocurre en órganos lejos del lugar original.

CAUSAS Y PREVENCIÓN

Los científicos saben que muchas cosas diferentes pueden hacer que tu cuerpo produzca células cancerosas. Algunos de estos factores incluyen la exposición a sustancias tóxicas (por ejemplo, tabaco, radón, contaminantes y sustancias químicas), virus (por ejemplo, el virus del papiloma humano que causa el cáncer cervical) y exposición excesiva a los rayos solares. Hay pasos que puedes dar para reducir el riesgo de activar las células que pueden convertirse en cáncer.

1. Elimina tu exposición a sustancias peligrosas, comenzando con el tabaco. Tanto el humo de primera mano (cuando fumas), como el humo de segundo mano (cuando estás cerca de personas que fuman) y el humo de tercera mano (el olor que permanece después de que las personas han fumado) están relacionados con un mayor riesgo de cáncer cervical, del pulmón, del seno y la próstata, además de muchos otros tipos de cáncer. Entre las sustancias peligrosas se encuentran el radón, dioxinas, ciertos pesticidas y desinfectantes, y algunos productos de limpieza cuando no se usan debidamente. Asegúrate de leer las etiquetas cuidadosamente y usar los productos según lo indican las instrucciones.

2. Evita la exposición excesiva a la radiación. La Agencia de Protección Ambiental (EPA) está modificando los criterios sobre cuánta radiación es excesiva para las mujeres. En el 2009, la EPA aún estaba definiendo la exposición excesiva a la radiación utilizando el modelo de 1975 de un "hombre típico" (supuestamente, un hombre promedio que representa a todos los adultos), es decir, un hombre de cinco pies y siete pulgadas de estatura, 154 libras y "de hábitat y costumbres típicas de Europa Occidental o

PUNTO CLAVE

El despistaje o examen médico temprano aumenta las probabilidades de que sobrevivas.

Norteamérica". Hay evidencia de que es un error usar el mismo estándar para las mujeres porque éstas son 52 por ciento más propensas que los hombres a desarrollar cáncer si siguen las directrices sobre exposición en base a este modelo.

3. Si hay una vacuna para protegerte de algún tipo de cáncer, debes considerar ponértela. Ahora hay una vacuna que te protege del cáncer cervical.

4. Si vas a estar expuesta al sol, ponte sombrero y camisa, y asegúrate de utilizar bloqueador solar. El nivel de protección de la piel de tu bloqueador solar debe ser de por lo menos 30 SPF (factor de protección solar) y debes echarte el bloqueador a menudo y con el espesor que recomienda tu proveedor de servicios de salud o las instrucciones del producto.

5. Habla con tu proveedor de servicios de salud sobre los riesgos y beneficios de la terapia hormonal durante la menopausia si tienes síntomas. El uso a corto plazo puede ser suficientemente beneficioso como para superar los riesgos potenciales en tu caso.

6. Ten cuidado al consumir suplementos. Cada vez se descubren más pruebas de que contienen sustancias dañinas. No se requiere que los suplementos reúnan los mismos estándares de producción, eficacia y seguridad que los medicamentos de venta con receta.

También te puedes proteger haciéndote pruebas de despistaje regularmente para detectar los primeros indicios de que te podría dar cáncer.

La prueba de Papanicolaou para detectar el cáncer cervical. Hacerte la prueba de Papanicolaou con regularidad es muy importante para tu salud. Con la prueba de Papanicolaou, es posible detectar células en las etapas incipientes de cambios anormales. Es en esta etapa precancerosa que tú y proveedor de servicios de salud tendrán más éxito en evitar que las células pasen a ser cancerosas. Las jóvenes que han tenido relaciones sexuales y todas las mujeres de más de veintiún años deben hacerse la prueba de Papanicolaou con regularidad. Sin embargo, a los sesenta y cinco, debes hablar con tu proveedor de servicios de salud sobre si es apropiado hacer la prueba de Papanicolaou con menor frecuencia.

Mamografías para detectar el cáncer del seno. Aunque te examines los senos con regularidad, es importante que tu proveedor de servicios de salud también te los examine. Después de cumplir los cuarenta años, deberás tomarte placas o imágenes de los senos con regularidad, ya sea con mamografías u otras técnicas. Según tu historia médica y la de tu familia, tu proveedor de servicios de salud decidirá qué tipo de imágenes de los senos son más adecuadas para ti, como también la frecuencia con la que debes hacértelas.

Colonoscopía para detectar el cáncer colorrectal. Una colonoscopía ofrece un método de detección oportuna de bultos en el colon que posiblemente se conviertan en cáncer. Para tomar una buena imagen, el colon (o los intestinos) debe estar limpio. Tu proveedor de servicios de salud te dará pastillas o líquidos especiales que debes tomar para limpiarte el colon. Ya que éstos tienen las consecuencias de laxantes fuertes, los efectos de los preparativos son la parte menos agradable de tener una colonoscopía. Cuando se realice el procedimiento en sí, estarás sedada. A veces, durante el procedimiento se detectan pólipos, y tu proveedor de servicios de salud puede sacarlos y mandarlos a examinar para determinar si son benignos o precancerosos. Después de una colonoscopía, tu proveedor de servicios de salud te explicará lo que se encontró. En la mayoría de los casos, te darán imágenes del colon para que puedas ver que el tejido está suave y libre de bultos, (y asombrosamente rosado y limpio).

¿Tengo un problema?

Si recibes un diagnóstico de cáncer, tu proveedor de servicios de salud probablemente querrá que te hagas exámenes adicionales para determinar el tipo de tumor que tienes, además de otras pruebas relacionadas que quizá necesites. Es posible que te mande donde un oncólogo, un médico que se especializa en el tratamiento del cáncer. Algunos medicamentos tienen más éxito que otros con algunos tipos de tumores, y ciertos medicamentos son mejores para las personas que tienen un patrón genético en particular.

Debido a que posiblemente te asustes después de recibir un diagnóstico de cáncer, es bueno que cuando visites a tu proveedor de servicios de salud, alguien te acompañe para que tome notas, especialmente con respecto a lo que debes hacer. Asegúrate de comprender todo lo que se te explica. Es bueno mantener una lista de cada proveedor con el que consulten y lo que cada uno te dice. No confíes sólo en tu memoria.

¿Es posible mejorar?

Sí, puedes mejorarte. Con la detección oportuna, hay tratamiento para la mayoría de los tipos de cáncer. Además, hay muchos tratamientos nuevos y cada vez más, éstos se personalizan para aumentar su éxito y disminuir los efectos secundarios. Incluso si el cáncer se encuentra en una etapa muy avanzada, es posible que haya oportunidades de que seas parte de un ensayo clínico con diferentes tratamientos que se estén desarrollando.

¿Qué pasa si alguien que conozco tiene cáncer?

Cada persona maneja el diagnóstico y tratamiento del cáncer de la manera que se le haga más fácil enfrentarlo. Puedes ofrecerte a conducir, hacer las compras del supermercado, realizar algún quehacer con regularidad o hacer llamadas telefónicas. Permite que la persona que tiene cáncer te diga qué necesita. Algunas latinas optan por unirse a un grupo de apoyo o tomar parte en competencias de solidaridad con personas que también han sobrevivido; otras optan por hacerse el tratamiento, pasar la página y continuar con el próximo capítulo de su vida. Todo lo que puedes hacer es apoyar a la persona con lo que quiera hacer.

DÓNDE OBTENER MÁS INFORMACIÓN

NATIONAL CANCER INSTITUTE (NCI)
www.cancer.gov/cancertopics

El NCI, parte del National Institutes of Health, proporciona información sobre el tratamiento, prevención, despistaje, genética, causas y formas de enfrentar el cáncer.

NATIONAL LIBRARY OF MEDICINE (NLM): MedlinePlus
www.nlm.nih.gov/medlineplus/cancer.html

La NLM es la biblioteca del NIH y ofrece información sobre el cáncer en general, tratamientos, síntomas, manejo de la enfermedad, fuentes de ensayos clínicos y detalles sobre enfermedades específicas.

CDC: CANCER PREVENTION AND CONTROL
www.cdc.gov/cancer

El CDC trabaja con organismos nacionales, agencias estatales de salud y otros grupos importantes en la prevención y el control del cáncer.

AMERICAN CANCER SOCIETY
www.cancer.org

Como se refleja en su sitio de Internet, la ACS se dedica a ayudar a todos los que tienen cáncer. Promueve la investigación, servicios a los pacientes, detección oportuna, tratamiento y educación.

LANCE ARMSTRONG FOUNDATION
www.livestrong.org

Esta fundación ha creado recursos de Internet para informar a los sobrevivientes y sus amigos, familiares y quienes cuidan de ellos sobre cómo sobrevivir al cáncer.

El control de la natalidad

"¡No puedo creer que estoy embarazada nuevamente! ¿Cómo es posible?"

¿Qué pasa?

El control de la natalidad, también llamado anticoncepción, está diseñado para evitar o postergar el embarazo. Cada latina que empiece a tener relaciones sexuales debe tomar decisiones sobre su actividad sexual y control de la natalidad hasta que alcance la postmenopausia. Sin embargo, los estudios muestran que, en comparación con otras mujeres, hay menos probabilidades de que las latinas usen métodos de control de la natalidad cuando empiezan a ser sexualmente activas.

Para las latinas que tienen relaciones sexuales con un hombre, el único método de control de la natalidad que es 100 por ciento seguro y eficaz es abstenerse de sexo vaginal, pero esa opción no es aceptable para la mayoría de las latinas. Hay varios cambios y consideraciones que tomar en cuenta al decidir qué hacer sobre la anticoncepción. Cada mujer debe reflexionar sobre la seguridad, eficacia, facilidad de uso, historia médica familiar y otros efectos en su cuerpo.

Lamentablemente, las varias décadas de investigación sobre las diferentes opciones de control de la natalidad no han demostrado ser tan útiles como deberían. Todavía no hay un método que sea 100 por ciento eficaz y sin riesgos. Tus convicciones religiosas y personales son un factor importante en lo que decidas hacer. Puede que, en diferentes etapas de tu vida, escojas usar un método que se acomode mejor a tu vida en ese momento. Por ejemplo, una vez que hayas tenido todos los hijos que quieras, puede que decidas ligarte las trompas o tu pareja decida someterse a una vasectomía. (Los métodos se describen específicamente a continuación.)

MITO: Cuando estás dando de lactar, no puedes quedar embarazada.

REALIDAD: Es posible quedar embarazada.

MITO: Las adolescentes latinas no hablan con sus padres sobre su actividad sexual.

REALIDAD: Casi la mitad de los padres de adolescentes latinas saben que sus hijas acuden a servicios de salud sexual.

El control de la natalidad puede ser temporal o permanente. Los métodos temporales funcionan al impedir que el esperma llegue al útero, impedir que se implante el óvulo fertilizado en el útero o impedir la ovulación. A continuación un resumen de éstos:

BLOQUEO DE ESPERMA (MÉTODO TEMPORAL)

- *Un tapón cervical con espermicida (una sustancia que destruye el esperma) o sólo el espermicida tienen 80 por ciento de eficacia, lo que significa que una de cinco veces, no serán eficaces. El uso de estos métodos te puede dejar con una sensación de desaseo, y los espermicidas pueden irritar el tejido vaginal.*

- *Usualmente, los preservativos (para hombres y mujeres), diafragmas y esponjas son eficaces de 81 a 90 por ciento, lo que significa que una o dos veces de diez, no funcionarán. La eficacia de estos métodos mejora con uso perfecto y regular. Los preservativos proporcionan el beneficio adicional de alguna protección contra enfermedades de transmisión sexual (ETS). El diafragma también ofrece alguna protección contra dichas enfermedades, pero no contra el VIH.*

- *La eficacia de los dispositivos intrauterinos de cobre (DIU) es de 99 por ciento o más. Funcionan al crear un ambiente hostil para el óvulo y el esperma. Tu proveedor de servicios de salud debe colocar*

PUNTO CLAVE

Debido a su alto índice de error, la interrupción del coito no es un método aceptable de control de la natalidad.

el dispositivo en el útero y también debe extraerlo. Con el DIU sólo debes vigilar una vez al mes que esté bien colocado. Con el DIU de cobre algunas mujeres tienen más dolores menstruales y aumento en el sangrado mensual durante los primeros meses. Este dispositivo funciona durante 10 u 11 años. Si eres alérgica al cobre, no debes usar el DIU de cobre. Otro dispositivo intrauterino es el sistema Mirena™ (dispositivo intrauterino con levonorgestrel o SIU LNG), que libera progestágeno (una sustancia similar a la progesterona) y cuya eficacia es de 99 por ciento o más. Este dispositivo debe cambiarse cada cinco años. No debes usar ninguno de estos dispositivos si tienes un útero anormal; una válvula cardiaca artificial, un caso reciente de inflamación pélvica o ETS, o si tienes cáncer cervical, ovárico o del endometrio que necesite tratamiento.

PUNTO CLAVE

En uno de los estudios, cuando las mujeres tomaban la píldora, escogían parejas sexuales diferentes a las que escogían cuando no la estaban tomando.

CONTROL DE LA OVULACIÓN (MÉTODOS TEMPORALES)

- *Entre los métodos que implican cambiar el equilibrio hormonal de tu cuerpo y, por lo tanto, controlan la ovulación (la liberación de un óvulo) están las píldoras anticonceptivas, las inyecciones anticonceptivas, los parches anticonceptivos y los aros vaginales. La eficacia de todos ellos es de 91 a 99 por ciento.*

  Ya que la mayoría de mujeres que toman píldoras anticonceptivas continúan usándolas por varios años, es importante realizar más investigación sobre los efectos a largo plazo de estas píldoras, que crean reglas inducidas químicamente. Según un informe reciente del Journal of the American College of Cardiology, *las nuevas versiones de píldoras anticonceptivas no parecen elevar el riesgo de enfermedades cardiacas, como lo hacían las antiguas píldoras. Sin embargo, lo que sí sabemos, es que las píldoras anticonceptivas pueden elevar la presión arterial y el nivel de colesterol.*

Algunas mujeres toman píldoras anticonceptivas para evitar pasar por la menopausia. Pero ésta no se puede evitar. Las mujeres que toman la píldora igual experimentan la menopausia, pero no saben que en realidad ya no están menstruando, porque algunas todavía pueden tener periodos inducidos químicamente por las píldoras anticonceptivas.

- *Para el método del "ritmo" (programar el coito vaginal para evitar los días cercanos a la ovulación) y otras estrategias basadas en el conocimiento de tu ciclo de ovulación, debes llevar un calendario detallado de tu ciclo menstrual. La eficacia de estos métodos es de sólo 80 por ciento, aproximadamente.*

L<small>IGAMENTO DE TROMPAS Y VASECTOMÍA</small>
(<small>MÉTODOS PERMANENTES O IRREVERSIBLES</small>)

- *El ligamento de trompas es un procedimiento quirúrgico que cierra las trompas de Falopio (a través de las cuales los óvulos se trasladan de los ovarios al útero). Esta operación es tres veces más común que la vasectomía.*

- *La vasectomía es un procedimiento quirúrgico que cierra los conductos deferentes (los tubos que transportan el esperma) y es la opción más segura y barata de esterilización permanente. Este procedimiento es irreversible, excepto en casos muy excepcionales. Los hombres que escogen la vasectomía lo hacen porque reconocen que es la mejor manera de no tener más hijos.*

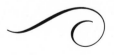

Dónde obtener más información

National Institute of Child Health and Human Development (NICHD)
www.nichd.nih.gov/health/topics/contraception.cfm
El NICHD es parte del NIH, y en su sitio de Internet hay información actualizada.

Office on Women's Health
www.4woman.gov
Este sitio de Internet ofrece información de más de 40 fuentes sobre el control de la natalidad.

Association of Reproductive Health Professionals (ARHP)
www.arhp.org
Esta asociación, cuyos miembros son médicos, enfermeros, profesionales de la salud pública, educadores de salud y similares profesionales, proporciona abundante información sobre salud reproductiva.

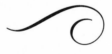

La depresión

"Tienes que sobreponerte; es tu imaginación".

LAS LATINAS Y LA DEPRESIÓN

• *Las latinas tienen una tasa más alta de depresión que las mujeres blancas no hispanas.*

• *Las latinas menores de dieciocho años tienen la tasa más alta de intentos de suicidio entre las muchachas de esa edad en los Estados Unidos en general.*

¿Qué pasa?
La depresión es una enfermedad para la cual hay tratamiento. No es algo de lo cual las personas simplemente pueden salir o sobreponerse por sí solas. Para mejorar, es necesario buscar tratamiento, como con cualquier otra enfermedad.

CAUSAS Y PREVENCIÓN

No existe una sola causa de la depresión. El Instituto Nacional para la Salud Mental (National Institute of Mental Health), que es parte de los Institutos Nacionales de la Salud, ha declarado que la depresión resulta de una combinación de factores genéticos, bioquímicos, ambientales y sicológicos. Estos factores se combinan de formas distintas en cada persona afectada. Aunque la depresión puede ser desencadenada por un suceso específico, hay muchos factores posibles para ella, que varían de persona a persona. Es por eso que si un grupo de personas fuesen expuestas a la misma situación, algunas de las personas se deprimirían y otras no.

En una época se creía que la depresión tenía un fuerte compo-

MITO:	La depresión comienza a partir de los veintiuno, cuando tienes responsabilidades importantes.
REALIDAD:	La depresión afecta a personas de todas las edades: niños, adolescentes, adultos y ancianos.
MITO:	Las latinas que dan a luz están llenas de alegría, más que otras mujeres sin nuestro sentido de familia.
REALIDAD:	Las latinas también experimentan depresión tras el nacimiento de un hijo (depresión postparto).

nente genético, a pesar de que hay personas con depresión que no saben de ningún familiar que la haya padecido. La evidencia reciente indica que si existe un componente genético, es menos significativo que otros factores, y que se deben tener en cuenta los muchos factores que contribuyen a la depresión.

¿Tengo un problema?

Es natural sentirse triste porque alguien cercano fallece, porque estás pasando por una separación o divorcio, o alguna otra circunstancia difícil en tu vida. Sentirse triste por un tiempo simplemente es parte de la vida; nadie es feliz todo el tiempo. Depresión es cuando el sentimiento de tristeza embarga tu vida y dura varias semanas o más en vez de unos cuantos días.

Las personas que están deprimidas generalmente no disfrutan las actividades que les producían placer en el pasado; también se sienten tristes y se les nota en la cara. Piensan que nada va a mejorar en su vida, y sus expectativas pasan a ser negativas. Algunas personas con depresión también cuestionan cuánto contribuyen a la vida a su alrededor y se sienten culpables de no hacer suficiente.

Ya que las cadenas de la depresión las mantienen en un lugar incómodo, las personas que están deprimidas a veces se vuelven

PUNTO CLAVE

El tratamiento de la depresión es más eficaz cuanto más temprano se inicie, y además, las probabilidades de que la depresión se vuelva a presentar se reducen.

particularmente gruñonas o irritables. Las personas que están deprimidas también experimentan cambios con respecto a la cantidad de comida que comen y de horas que duermen. Algunas personas deprimidas comen más de lo normal, mientras que otras comen menos. Parte de los criterios para el diagnóstico de la depresión se basan en si las personas están pasando por cambios en sus patrones regulares de alimentación y sueño que no se deben a causas externas (por ejemplo, por cambiar de turno de trabajo).

Cuando leas la siguiente lista, descubrirás que hay afirmaciones que describen cómo tú (o alguien que conoces) se pueden haber sentido en algún momento dado.

- ☐ *Te sientes ansiosa o te invade una sensación de vacío.*
- ☐ *En vez de mirar hacia el futuro, sientes desesperanza, pesimismo o ambos.*
- ☐ *Te sientes abrumada por sentimientos de culpa, poca autoestima, impotencia o una combinación de ellos.*
- ☐ *Te sientes más irritable e inquieta, y las personas que te conocen comienzan a preguntarte por qué estás malhumorada.*
- ☐ *No tienes interés alguno en hacer cosas que disfrutas, entre ellas, tener relaciones sexuales.*
- ☐ *Estás más cansada de lo normal y te sientes fatigada.*
- ☐ *Tu memoria no es tan buena como solía ser y tienes dificultad para concentrarte, recordar detalles y tomar decisiones.*
- ☐ *Hay cambios en tus patrones de sueño. No puedes dormir, te estás despertando temprano por la mañana o estás durmiendo demasiado.*
- ☐ *Sin tratar, tu peso ha cambiado; estás comiendo menos o más de lo acostumbrado.*
- ☐ *Has estado pensando suicidarte para acabar con todos tus problemas.*
- ☐ *Incluso con tratamiento, pareces tener dolores persistentes, dolores de cabeza, retortijones o problemas digestivos.*

Ahora vuelve a leer la lista y marca las afirmaciones que describen lo que has estado sintiendo durante por lo menos dos semanas. ¿Marcaste más de tres de estas afirmaciones? Si es así, debes llevarle esta lista a tu proveedor de servicios de salud y preguntarle qué debes hacer para mejorar.

¿Es posible mejorar?

Sí. Hay personas que sufren con su depresión y nunca buscan ayuda profesional. Sin embargo, la mayoría de las personas necesita buscar ayuda profesional. Se ha demostrado que una combinación de medicamentos y sicoterapia produce los mejores resultados. Investigaciones recientes también han demostrado los beneficios del ejercicio para reducir la depresión, y cada día se apoya más el uso de la terapia luminosa para tratar los trastornos anímicos. Lo importante es que puedes mejorar mucho y volver a disfrutar de la vida.

Tu proveedor de servicios de salud probablemente te pueda remitir a un profesional de salud mental para que recibas sicoterapia. La selección de un sicoterapeuta es una decisión muy personal. Debes encontrar a alguien con quien te sientas cómoda y alguien que comprenda tus experiencias, comunidad e idioma.

¿Qué pasa si alguien que conozco tiene depresión?

Debes ser comprensiva con los problemas de la persona y también debes alentarla a buscar ayuda profesional. Si comienza a hablar de suicidarse, debes tomar ese hecho muy en serio y hablar de ello con un familiar suyo o persona responsable por ella o llamar a algún centro de ayuda para que te orienten sobre cómo proseguir. Ten en cuenta que las personas que tocan fondo y comienzan a sentirse mejor corren mayor peligro de suicidarse.

Dónde obtener más información

National Library of Medicine (NLM): MedlinePlus
www.nlm.nih.gov/medlineplus/depression.html

La NLM es la biblioteca del NIH y ofrece noticias, información general y resultados de estudios sobre la depresión, además de información acerca de la prevención, síntomas, tratamientos alternativos y ensayos clínicos.

National Institute of Mental Health (NIMH)
www.nimh.nih.gov/health/topics/depression

La NIMH es parte del NIH, y su sitio de Internet describe los diferentes tipos de detección y proporciona información sobre la detección, el tratamiento y el manejo de la depresión.

National Mental Health Association (NMHA)
www.depression-screening.org

La NMHA, organización sin fines de lucro, ofrece una prueba confidencial de detección de depresión por Internet. El sitio también proporciona información sobre síntomas, tratamientos y cómo vivir con depresión.

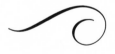

La diabetes

"Todos en mi familia la tienen".

Las latinas y la diabetes

- *Entre los hispanos de veinte años o más, 10.4 por ciento tienen diabetes.*

- *Para los hispanos, la tasa de prevalencia de diabetes es de 8.2 por ciento entre los cubanos, 11.9 por ciento entre los estadounidenses de origen mexicano y 12.6 por ciento entre los puertorriqueños.*

- *Las mujeres son más propensas que los hombres a tener diabetes.*

- *Las latinas tienen una tasa más alta de diabetes (111.8 personas por cada 1,000 adultos) que las mujeres blancas no hispanas (69.4 personas por cada 1,000 adultos).*

- *De los cuarenta y cinco a setenta y cuatro años, la prevalencia de diabetes aumenta con la edad para la mayoría de los estadounidenses.*

¿Qué pasa?

Todos tenemos un poco de glucosa (azúcar) en la sangre. Entre las personas que no tienen diabetes, el rango normal es de aproximadamente 70 a 120 mg/dl. La diabetes es el grupo de enfermedades que se define por un nivel de glucosa que es más alto de lo que es bueno para ti. Hay tres tipos principales de diabetes, aunque investigaciones recientes indican que se descubrirán más tipos de diabetes.

El tipo 1, previamente llamado diabetes juvenil o diabetes insulinodependiente, por lo general se presenta entre niños y adolescentes o adultos jóvenes. Aproximadamente de 5 a 10 por ciento de las personas con diabetes tienen la de tipo 1. Este tipo de diabetes se debe al funcionamiento anormal del sistema inmunitario. Por algún motivo, el sistema inmunitario de la persona, que generalmente protege al cuerpo, ataca por error y destruye las células en el páncreas que producen insulina. Si tienes diabetes de tipo 1, el control de sus efectos probablemente implique que debas inyectarte o bombearte insulina, escoger alimentos sanos y hacer ejercicio con regularidad. También debes controlar tu presión arterial y mantener el colesterol a un nivel saludable. También se alienta a algunas personas con diabetes a que tomen una aspirina todos los días.

La diabetes de tipo 2, conocida antes como diabetes de adultos, se presenta cuando el cuerpo no produce suficiente insulina o no puede usar eficientemente la insulina que produce. Aproximadamente de 90 a 95 por ciento de las personas con diabetes tienen la del tipo 2. Aunque generalmente se presenta en personas de cuarenta años o más, la diabetes de tipo 2 también puede darse en niños y adolescentes. Algunas personas no tienen síntomas y en otras, los síntomas se presentan gradualmente. Entre los síntomas están sentirse cansado o enfermo, orinar con frecuencia (especialmente de noche), tener mucha sed, perder peso, tener la visión nublada, infecciones frecuentes y heridas que tardan en sanar.

La diabetes gestacional se presenta durante el embarazo. Aunque este tipo de diabetes generalmente desaparece una vez que nace el bebé, es un indicio contundente de que la mujer tiene mayores posibilidades de desarrollar diabetes posteriormente en la vida. Se calcula que las mujeres con diabetes gestacional tienen de 20 a 50 por ciento de posibilidades de tener diabetes, principalmente de tipo 2, en los cinco a diez años siguientes.

La prediabetes es la enfermedad en la que las personas tienen un nivel de glucosa en la sangre ligeramente elevado pero más bajo que las personas con diabetes. Las personas con prediabetes corren el riesgo de tener diabetes de tipo 2. A esta enfermedad a veces también se le llama trastorno de la tolerancia a la glucosa.

MITO: Las latinas tienen el gen de la diabetes.

REALIDAD : No existe un único gen de la diabetes, sino un grupo de genes que pueden hacer que la persona tenga mayor riesgo de desarrollar diabetes.

MITO: Ya que las latinas somos más propensas a tener diabetes y sobrepeso, es más probable que tengamos enfermedades del corazón que las mujeres blancas no hispanas.

REALIDAD: Las latinas tienen menos enfermedades del corazón que las mujeres blancas no hispanas, aunque tenemos mayores probabilidades de tener diabetes y sobrepeso.

La diabetes que no se controla puede producir problemas serios del corazón, los ojos, riñones, nervios, encías y dientes; también puede producir la muerte.

CAUSAS Y PREVENCIÓN

No se sabe qué causa la diabetes de tipo 1, tipo 2 o gestacional. No sabemos cuáles son los factores de riesgo de la diabetes de tipo 1. Lo que sí sabemos es que existen muchos factores de riesgo para la diabetes de tipo 2 y que puedes tomar las siguientes medidas para disminuir las probabilidades de tenerla o para retrasar su inicio:

• *Adelgazar si tienes sobrepeso.*

• *Reducir la presión arterial alta.*

• *Reducir el nivel anormalmente alto de colesterol (lípidos).*

• *Comenzar un programa regular de ejercicio.*

A continuación, algunos factores de riesgo que no puedes cambiar pero que debes tener en cuenta:

- *Historia familiar de diabetes*
- *Cuarenta y cinco años de edad o más*
- *Historia de diabetes durante el embarazo (diabetes gestacional)*
- *Historia de síndrome de ovarios poliquísticos*
- *Historia de problemas vasculares que afectan el corazón, cerebro o piernas*
- *Historia de manchas oscuras, gruesas y aterciopeladas en la piel, alrededor del cuello y las axilas*

También sabemos que la actividad física desempeña una función importante en la prevención de la diabetes de tipo 2. La investigación ha demostrado que la actividad física puede mejorar la capacidad del cuerpo de usar la insulina. Se ha tenido cierto éxito en retrasar o evitar el inicio de la diabetes de tipo 2 entre personas con prediabetes al hacer que rebajen de 5 a 7 por ciento de su peso actual, realicen treinta minutos de actividad física cinco días por semana y escojan comida sana.

Entre los factores de riesgo de la diabetes gestacional se encuentran tener un padre o hermano con diabetes; tener veinticinco años o más; tener sobrepeso; haber tenido diabetes gestacional; dar a luz a por lo menos un bebé que pesa más de nueve libras, o haber recibido un diagnóstico de prediabetes.

¿Tengo un problema?

Los síntomas de la diabetes de tipo 1 generalmente se presentan durante un periodo breve e incluyen tener mucha sed, orinar con más frecuencia, tener hambre constantemente, perder peso, tener la visión nublada y estar sumamente fatigado.

La diabetes de tipo 2 por lo general se presenta entre las personas de más de cuarenta años, pero también se puede dar en niños y adolescentes. Algunas personas no tienen síntomas y en

PUNTO CLAVE

Las latinas tienen una tasa más alta de diabetes gestacional (relacionada al embarazo) que las mujeres blancas no hispanas.

otras, éstos se presentan gradualmente. Los síntomas incluyen sentirse cansado o enfermo, orinar con frecuencia (especialmente de noche), tener mucha sed, perder peso, tener la visión nublada, infecciones frecuentes y heridas que sanan lentamente.

Ya que no sabemos qué causa la diabetes gestacional, se les hace pruebas de detección a todas las mujeres como parte de la atención prenatal. Es posible que se haga la prueba a las latinas durante la primera visita prenatal porque somos más propensas a tener este tipo de enfermedad durante el embarazo.

¿Es posible mejorar?

La diabetes es una enfermedad que puedes controlar. Según el tipo de diabetes que tengas, tu proveedor de servicios de salud te dará instrucciones específicas sobre lo que puedes hacer para controlar la enfermedad. Lo más probable es que se te pida que hagas lo siguiente:

- *Mantener un plan de alimentación sana*

- *Aumentar tu actividad física*

- *Tomar los medicamentos que te receten*

- *Mantenerte al tanto de tu nivel de glucosa en la sangre, tal como te lo recomienden*

- *Llevar un diario sobre tu salud*

- *Ir al proveedor de servicios de salud con regularidad y hacerte otras pruebas según sea necesario. Aunque puedes determinar en casa tu nivel de glucosa en la sangre, también debes hacerte la prueba de glucosa (A1C) dos veces al año cuando vayas donde tu proveedor de servicios de salud. Esta prueba determina cómo has estado controlando tu nivel de glucosa en la sangre en meses recientes. En otras palabras, los resultados revelan si has mantenido o no el nivel deseado de glucosa.*

El propósito es mantener tu nivel de glucosa en la sangre lo más cerca posible al de alguien que no tiene diabetes. Mientras más cerca del nivel normal de glucosa lo mantengas, menores las probabilidades de que tengas serios problemas de salud.

¿Qué pasa si alguien que conozco tiene diabetes?

Lo que nosotras las latinas podemos brindarle a alguien con diabetes—lo más valioso—es apoyarlo. Puedes ayudar enterándote más y compartiendo lo que averigües sobre la diabetes, los alimentos sanos que deben comer, diferentes comidas y recetas a probar, y actividades que puedan realizar juntos. Tal vez sea de gran ayuda encontrar nuevas formas de pasar el tiempo juntos, como salir a caminar en vez de simplemente sentarse. En términos de comida, puedes, junto con tu pariente o amigo, cambiar el pan blanco por el de trigo integral.

Los estudios han demostrado claramente que lo que más fortaleza les da a las latinas es la sensación de apoyo que nos hace sentirnos parte de algo. Es incluso más importante que el apoyo útil, como ofrecerte para llevar a alguien a algún lugar. Usa tu fortaleza como latina para ayudar a tus seres queridos a que puedan mejorar y controlar su enfermedad.

DÓNDE OBTENER MÁS INFORMACIÓN

National Diabetes Information Clearinghouse (NDIC)
  diabetes.niddk.nih.gov
La NDIC proporciona materiales educativos para aumentar el conocimiento y la comprensión de la diabetes entre los pacientes, los profesionales de salud y el público en general.

NATIONAL LIBRARY OF MEDICINE (NLM): MedlinePlus

www.nlm.nih.gov/medlineplus/diabetes.html

La NLM es la biblioteca del NIH y ofrece noticias sobre la diabetes, además de artículos de interés general, tratamientos, enfermedades específicas, prevención, manejo y estadísticas.

NATIONAL DIABETES EDUCATION PROGRAM (NDEP)

www.ndep.nih.gov

El NDEP, una sociedad entre el NIH y el CDC, proporciona información sobre la diabetes, la prevención y el tratamiento.

CDC DIABETES PROGRAM

www.cdc.gov/diabetes/

Este programa del CDC proporciona información sobre síntomas comunes, factores de riesgo y opciones para el manejo de la diabetes.

AMERICAN DIABETES ASSOCIATION

www.diabetes.org/about-diabetes.jsp

Esta organización sin fines de lucro ofrece información acerca de la diabetes.

NATIONAL INSTITUTE ON AGING AND NASA

weboflife.nasa.gov/exerciseandaging/cover.html

Esta guía animada es una excelente introducción a ejercicios para personas de cuarenta y cinco años o más.

El embarazo

"Sé que estoy embarazada, pero no me siento embarazada".

LAS LATINAS Y EL EMBARAZO

- *Las latinas tienen menos probabilidades que las demás mujeres de morir de una enfermedad relacionada al embarazo, una enfermedad agravada por éste o por la atención médica durante el embarazo.*

- *Las latinas tienen una tasa más alta de diabetes gestacional entre las embarazadas.*

¿Qué pasa?

Una latina me comentó lo raro que era que antes las mujeres usaban ropa de maternidad para ocultar que les estaba creciendo el vientre. Ahora las mujeres se ponen ropa de maternidad que acentúa los cambios por los que pasa el cuerpo. Aunque, hoy en día, la mujer quiere estar en control, planear sus embarazos y contarles a los demás del desarrollo de su bebé, todavía hay embarazos no planeados. Esto significa que debemos llevar una vida sana para estar preparadas para lo que no planeamos.

Como se mencionó anteriormente, ninguno de los métodos anticonceptivos es 100 por ciento eficaz, excepto la abstinencia de sexo vaginal. Ya que el embarazo es una posibilidad, la mejor manera de estar preparada es que la salud y el buen estado físico sean parte de tu vida cotidiana ahora mismo. Específicamente, debes dejar de fumar y evitar todo tipo de humo, comer alimentos sanos, permanecer en forma, hacer todo lo posible para tener una actitud positiva y feliz, y limitar cuánto alcohol bebes. Éstos son los mismos principios que seguirías si salieras embarazada, con la excepción de que no tomarías alcohol para nada durante el embarazo.

Cuando estás embarazada, cualquier cosa que te entre al cuerpo

MITO:	Debes comenzar la atención prenatal cuando no te sientas bien.
REALIDAD:	Inicia los cuidados prenatales lo antes posible. Si bien el momento ideal para empezar a pensar sobre tu embarazo es antes de salir embarazada, debes consultar con tu proveedor de servicios de salud apenas creas que lo estás.
MITO:	Los primeros tres meses del embarazo no son muy importantes.
REALIDAD:	Los primeros tres meses son muy importantes para el desarrollo saludable de tu bebé.

—sustancias químicas por la piel, el humo que inhalas, el alcohol que tomas o los alimentos que comes—afectarán a tu bebé. Por ejemplo, sabemos que fumar hace que los bebés sean más pequeños pues reduce el flujo de sangre al bebé. También sabemos que lo que sientes influye en el desarrollo de tu bebé.

Entonces, en vez de concentrarte en una larga lista de lo que debes o no debes hacer, hazte a la idea de que llevas en ti a alguien precioso que necesita cuidados especiales de ti y las personas a tu alrededor.

Acerca del ácido fólico

El ácido fólico es una sustancia sintética que tiene los mismos efectos positivos que el folato, que es la vitamina que se encuentra naturalmente en muchos alimentos. Algunos alimentos con alto contenido de folato son los frijoles, lentejas, arvejas, jugos, frutas, nueces y verduras oscuras. Cuando no consumimos suficiente folato, es posible que nos sintamos cansadas o nos den dolores de cabeza, y la piel puede perder el brillo. Todos éstos pueden ser indicios de anemia.

El folato es tan importante que en mayo del 2009, el Grupo de Trabajo de Servicios Preventivos de los Estados Unidos (U.S. Preventive Services Task Force) recomendó que todas las mujeres que estén planeando o que puedan salir embarazadas tomen un suplemento diario con 0.4 a 0.8 mg (400 a 800 microgramos) de ácido fólico. Si estás pensando salir embarazada o ya lo estás, recuerda que el folato ayudará a que tu bebé tenga una columna vertebral y cerebro saludables. Las mujeres en general necesitan consumir 400 microgramos (mcg) de ácido fólico (en pastilla) todos los días, y deben consumir 400 mcg adicionales al día en su dieta.

¿Tengo un problema? ¿Y ahora qué?

Para la mayoría de las latinas, el embarazo es una bendición, pero no siempre carente de preocupaciones. Por ello, cuando estés planeando salir embarazada o tan pronto como pienses que estás embarazada, debes hablar con tu proveedor de atención prenatal. Aunque el embarazo dura cuarenta semanas, mientras antes programes esta cita, mejor para ti y tu bebé.

Durante los primeros siete meses (veintiocho semanas) de tu embarazo, tendrás citas con tu proveedor de atención prenatal mensualmente. A medida que se acerque la fecha del parto, tendrás citas más frecuentes. Si tu proveedor de atención prenatal tiene cualquier motivo de preocupación por tu salud o la de tu bebé, es probable que te quiera ver más seguido. Te pesarán para asegurarse de que aumentes la debida cantidad de libras y de que todo vaya bien contigo y con tu bebé.

Durante tu primera cita, tu proveedor de atención prenatal hablará contigo y confirmará toda la información sobre tu salud y tus hábitos, realizará un examen físico y una serie de pruebas (de sangre, orina, Papanicolaou y de enfermedades transmitidas sexualmente), y calculará la fecha de tu parto. Si has tenido diabetes gestacional en embarazos previos, hay diabetes en tu familia o has dado a luz a bebés grandes, es probable que se te haga pruebas de glucosa durante tu primera cita. La prueba de diabetes se les hace a las demás mujeres durante la cita entre la semana veinticuatro y veintiocho del embarazo.

Si tienes más de treinta y cinco años o el bebé corre el riesgo de tener un trastorno genético, tu proveedor de atención prenatal puede sugerir más pruebas. Por ejemplo, durante la décima y duodécima semana, quizá recomiende la muestra de vellosidades coriónicas. Esta prueba se realiza insertándote una aguja en el vientre o un catéter en el cuello uterino para obtener células de la placenta. Con esta prueba, se examinan células de la placenta para detectar el síndrome de Down y otras enfermedades genéticas. Otra prueba que quizá se recomiende es la amniocentesis entre la semana catorce y dieciocho. Ambas pruebas conllevan un pequeño riesgo de aborto espontáneo.

De la semana dieciocho a la veinte, tu proveedor de servicios de salud usará la tecnología de ultrasonido para producir una imagen del bebé. Al examinar esta imagen, el proveedor de atención prenatal podrá ver el crecimiento del bebé y calcular mejor en qué punto del embarazo te encuentras. Aunque se considera que el ultrasonido es seguro, no se recomienda repetirlo a no ser que sea médicamente necesario. Aproximadamente de las dieciocho a veintidós semanas, el bebé se moverá más y quizá incluso lo sientas patear.

Posiblemente haya veces después de la semana veinte en que sientas dolores y contracciones del útero. Éstas se llaman contracciones Braxton Hicks y son pequeñas contracciones de parto. Son cortas y leves, y no siguen un patrón. A medida que pasen las semanas, quizá incluso sientas más de estas contracciones, pero son distintas a las de parto. Cuando estés en trabajo de parto, las contracciones se volverán más frecuentes y más molestas, y seguirán un patrón. De cualquier modo, si notas contracciones o dolores regulares, debes comunicarte de inmediato con tu proveedor de servicios de salud.

Además de las citas regulares, habrá veces en que es importante que te comuniques con tu proveedor de atención prenatal incluso si no tienes una cita programada. Debes llamarlo si tienes síntomas como sangrado vaginal; hinchazón de manos y pies; fuertes dolores de cabeza de los cuales no te puedes librar; visión nublada o la sen-

PUNTO CLAVE

Durante el embarazo, no toques la caja donde el gato va al baño, pues por medio de partículas microscópicas de heces de gato te puedes contagiar de un parásito que puede retrasar el desarrollo del cerebro del bebé y dañarle los ojos. Es por eso que también es buena idea usar guantes para hacer jardinería.

sación de que alguien ha bajado las luces; dolores pélvicos, de espalda o estómago persistentes; un cambio en el número o tipo de movimiento del bebé; dolor o ardor al orinar, o un cambio significativo en cómo te sientes. Asegúrate de hablar con una persona en el consultorio de tu proveedor de atención prenatal (no sólo dejes un mensaje en la contestadora) para determinar si es necesario hacer una cita. Si no logras hablar con alguien, ve a la sala de urgencias para recibir atención inmediata.

¿Qué pasa si alguien que conozco está embarazada?
Lo mejor que puedes hacer es apoyar moralmente a la madre y el bebé. Trata de ayudarla mientras se acostumbra a los cambios constantes de su cuerpo y su necesidad de confort. Ayúdala a comer sano, evitar el humo y el alcohol, estar en la mejor forma posible y disfrutar su embarazo. Lo mejor que puedes hacer por alguien que está embarazada es hacerla reír y recordarle lo maravillosa que luce.

DÓNDE OBTENER MÁS INFORMACIÓN

NATIONAL HISPANIC PRENATAL HELPLINE • 1-800-504-7081
Este excepcional servicio bilingüe puede darte los datos de proveedores de atención de salud y enviarte información gratuita para ayudarte a que tengas un bebé saludable. Éste es un programa de la National Alliance for Hispanic Health. El servicio está disponible de lunes a viernes de 9:00 a 6:00 p.m., hora estándar del este.

**NATIONAL INSTITUTE FOR CHILD HEALTH
AND HUMAN DEVELOPMENT (NICHD)**
   www.nichd.nih.gov
El NICHD, que es parte del NIH, apoya y realiza investigación sobre temas relacionados con la salud de los niños, adultos, familias y grupos demográficos.

155

Enfermedades del corazón

"Me duele el corazón".

LATINAS Y LAS ENFERMEDADES DEL CORAZÓN

- *Las enfermedades del corazón son la principal causa de muerte entre las latinas.*

- *Las latinas son menos propensas a tener enfermedades cardiacas que las mujeres blancas no hispanas.*

- *Las latinas con síntomas de un ataque al corazón se demoran mucho más en ir al hospital que las personas blancas no hispanas.*

¿Qué pasa?

El corazón está en el centro del sistema de vasos sanguíneos e impulsos eléctricos que hacen posible que se bombee la sangre a todo el cuerpo. Muchos de nuestros conocimientos sobre las enfermedades cardiacas se basan en décadas de investigaciones realizadas en hombres, pero estudios recientes han comenzado a identificar particularidades en el corazón femenino. A nivel estructural, sabemos que los vasos sanguíneos que rodean el corazón de la mujer son más pequeños que los que rodean el del hombre. En una presentación ante un grupo en Nueva York, el Dr. Mehmet Oz (renombrado cardiólogo de la Universidad de Columbia) describió los vasos sanguíneos que rodean el corazón de la mujer como fideos cabello de ángel o *capellini*, y los del hombre como *linguini*. Estas diferencias son importantes cuando la recomendación de tratamiento es cirugía u otros procedimientos invasivos.

Las enfermedades cardiovasculares incluyen las muchas enfermedades posibles que evitan que el corazón realice su labor debidamente. Estas enfermedades pueden deberse a funcionamiento defectuoso de diversos tipos:

- *Los vasos sanguíneos están obstruidos o bloqueados, lo que dificulta que el corazón funcione. Si están demasiados obstruidos, el corazón dejará de funcionar (enfermedad de arteria coronaria).*

- *Los impulsos eléctricos que ayudan al corazón a bombear no están funcionando bien (arritmias).*

- *Partes del corazón mismo (por ejemplo, las cavidades, válvulas) no están funcionando bien.*

- *Además, algunas personas nacen con problemas cardiacos. Éstos se llaman problemas congénitos del corazón.*

MITO: Si tengo problemas con los dientes, también tendré problemas cardiacos.

REALIDAD: La inflamación de las encías no causa la inflamación de las arterias. Simplemente significa que algo está causando que tu cuerpo produzca una respuesta inflamatoria. La inflamación es la respuesta del cuerpo a llagas o infecciones.

MITO: Sólo las personas con el colesterol alto deben preocuparse de tener un ataque al corazón.

REALIDAD: La mitad de las personas a las que les da un ataque cardiaco tienen un nivel normal de colesterol.

CAUSAS Y PREVENCIÓN

No hay una sola causa de las enfermedades del corazón. Hay muchas cosas que puedes hacer para disminuir las probabilidades de tener enfermedades cardiacas:

- *Evita el humo de tabaco, ya sea de primera, segunda o tercera mano.*

- *Restringe tus actividades al aire libre cuando la calidad del aire no es buena. Hazlo, incluso a pesar de que las advertencias se centran en los niños, las personas mayores y las que tienen problemas respiratorios.*

- *Esfuérzate por ponerte en forma e incorporar el ejercicio en tu vida.*

- *Ten en mente lo que comes y el impacto que tendrá en las células del corazón.*

- *Mantén un peso saludable.*

- *Evita o controla la presión arterial alta, diabetes, colesterol alto y un alto nivel de triglicéridos. Si estás tomando medicamentos, asegúrate de tomarlos tal como te indica tu proveedor de servicios de salud.*

- *Si tomas bebidas alcohólicas, quizá debas considerar tomar una copa de vino tinto al día (cinco onzas) ya que las investigaciones han demostrado que esto posiblemente sea bueno para el corazón. Sin embargo, si dejas de hacerlo unos días no quiere decir que debas compensar tomando más otro día. Tomar en exceso puede causar daño al músculo del corazón y agravar otros factores de riesgo de enfermedades cardiacas.*

- *Si dejas de respirar o tienes dificultad para hacerlo mientras duermes, es posible que tengas apnea del sueño. Es necesario que hables con tu proveedor de servicios de salud sobre esto, ya que la apnea aumenta el riesgo de que tengas enfermedades del corazón.*

- *Evita los factores comunes que producen ataques cardiacos, como por ejemplo, los acontecimientos que suscitan emociones fuertes (particularmente los que hacen que sientas ira) o el esfuerzo excesivo.*

- *Las mujeres que toman pastillas anticonceptivas o usan parches anticonceptivos deben considerar si corren mayor peligro de tener enfermedades del corazón o no. Esto es particularmente cierto entre las mujeres de más de 35 años y todas las mujeres que fuman.*

- *Considera una vez más los riesgos y beneficios de la terapia hormonal de la menopausia hablando de ellos con tu proveedor de servicios de salud.*

El mayor temor de muchas latinas es tener un ataque al corazón. Es importante recordar que un ataque cardiaco no es una enfermedad sino un indicio significativo de que el corazón no te está funcionando bien. Un ataque cardiaco puede ser resultado de cualquiera de las enfermedades cardiovasculares mencionadas.

¿Tengo un problema? ¿Y ahora qué?

Las enfermedades del corazón a menudo no presentan síntomas; incluso las mujeres con un peso saludable y en forma pueden tener enfermedades cardiacas. Tu examen médico regular ayudará a tu proveedor de servicios de salud a determinar si necesitas pruebas y tratamientos adicionales. Según tus factores de riesgo, tu visita puede incluir:

- *Electrocardiograma. Esta prueba registra la actividad eléctrica del corazón mientras se contrae y relaja. El patrón eléctrico se refleja en una gráfica. Al leer tu electrocardiograma, tu proveedor de servicios de salud podrá ver cómo está tu funcionamiento cardiaco.*

- *Análisis de sangre. Algunos análisis identifican las enzimas u otras sustancias que se liberan cuando las células comienzan a morir.*

Después de examinar los resultados de tus exámenes, tu proveedor de servicios de salud quizá sugiera que hagas una cita con un cardiólogo (un médico que se especializa en las enfermedades cardiovasculares) y que te hagas pruebas adicionales. La prueba de estrés se usa a menudo como una herramienta para diagnosticar enfermedades del corazón. Esta prueba, sin embargo, ha resultado ser menos eficaz en diagnosticar los problemas y enfermedades entre las mujeres que los hombres. En un estudio reciente, los resultados de la prueba de estrés fueron incorrectos en más de un tercio de las mujeres estudiadas. Antes de programar una prueba de estrés, debes hablar con tu proveedor de servicios de salud sobre el valor de esta prueba y otras posibilidades.

PUNTO CLAVE

Ya que el corazón y los pulmones funcionan juntos, la proximidad al humo del tabaco es mala para el corazón.

159

Mientras tanto, para mantener el corazón sano debemos tratar de controlar los factores de riesgo en la mayor medida posible. Cada vez hay más evidencia de que la inflamación desempeña una función en las enfermedades cardiacas. Se están realizando estudios para entender y controlar el proceso inflamatorio.

Todos los días averiguamos más sobre el corazón femenino.

¿Es posible mejorar?

Seguro que sí. No sólo puedes mejorar, sino que una vez que el corazón te funcione bien, también te sentirás mejor. Ha habido avances importantes en el tratamiento de las enfermedades cardiacas por medio del uso de medicamentos y el control de factores de riesgo. En una época, el único tratamiento disponible era la cirugía mayor o un trasplante de corazón. Ahora hay muchas opciones.

¿Qué pasa si alguien que conozco tiene una enfermedad cardiaca?

Usando como punto de partida los factores de riesgo que acabamos de tratar, puedes ayudar a crear un entorno de solidaridad que facilite que tus familiares o amigos den los pasos necesarios para tener un corazón saludable. Asegúrate de que sea fácil comer alimentos sanos en casa, evitar el humo, ponerse en forma y tomar los medicamentos según las instrucciones, y habrás dado pasos positivos para la salud de todos. Puedes apoyar a los demás ayudándolos a acudir a sus exámenes médicos con regularidad y mantener actualizadas sus herramientas de "Acerca de mi salud".

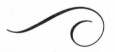

DÓNDE OBTENER MÁS INFORMACIÓN

NATIONAL LIBRARY OF MEDICINE (NLM): MEDLINEPLUS
www.nlm.nih.gov/medlineplus/heartdiseaseinwomen.html
La NLM es la biblioteca del NIH y tiene información actualizada para los consumidores.

NATIONAL HEART, LUNG, AND BLOOD INSTITUTE (NHLBI)
www.nhlbi.nih.gov
El NHLBI es la principal rama del NIH que realiza investigación sobre el corazón y las enfermedades vasculares.

OFFICE ON WOMEN'S HEALTH
www.4woman.gov/faq/heart-disease.

CDC—HEART DISEASE HOME
www.cdc.gov/heartdisease

AMERICAN COLLEGE OF CARDIOLOGY
www.cardiosmart.org
Cardiosmart es un servicio de información al consumidor de la Fundación del Colegio de Cardiología de Estados Unidos (American College of Cardiology Foundation). Ofrece información al consumidor en inglés y español bajo "Learn About Heart Disease" (Averigüe sobre las enfermedades del corazón).

AMERICAN HEART ASSOCIATION
www.americanheart.org
Esta organización nacional sin fines de lucro procura reducir la discapacidad y las muertes debidas a enfermedades cardiovasculares y apoplejía.

WOMEN'S HEART FOUNDATION
www.womensheart.org
Esta fundación sin fines de lucro se dedica a la atención y el tratamiento del corazón para las mujeres.

Enfermedades del hígado

"¡Me duele el hígado!"

LAS LATINAS Y LAS ENFERMEDADES DEL HÍGADO

- *Los hispanos son el grupo con mayores probabilidades de ser dados de alta de un hospital con el diagnóstico de alguna enfermedad del hígado relacionada con el alcohol.*

- *Las latinas tienen una incidencia más alta de cáncer al hígado que las mujeres blancas no hispanas.*

¿Qué pasa?

Si entiendes español, quizá oigas a alguien quejarse de que le duele el hígado o decir que está tan molesto que se le está revolviendo la bilis. Esto no es algo que se dice en inglés. Quizá la diferencia se deba a que, en realidad, los hispanos somos más propensos a tener enfermedades del hígado que los no hispanos.

El hígado es el órgano de mayor tamaño. Eso es muy bueno porque tiene que eliminar las toxinas de la sangre, producir proteínas, combatir infecciones, generar bilis para ayudar a digerir la comida e incluso almacenar energía. Trabaja mucho para mantenerte saludable.

Cuando tienes enfermedades del hígado, éste no puede realizar muchas de sus tareas. Las enfermedades del hígado también se llaman enfermedades hepáticas. La hepatitis es la inflamación del hígado y se puede deber a cicatrices producidas por daño o lesiones (por ejemplo, cirrosis, enfermedad de hígado graso), virus (hepatitis A, B ó C), cáncer (carcinoma hepatocelular) o problemas con el sistema inmunitario (hepatitis autoinmune de tipo 1 y tipo 2). La hemocromatosis es otra enfermedad del hígado, pero es poco común y hereditaria.

MITO:	Las enfermedades del hígado no son un problema para los hispanos.
REALIDAD:	Los hispanos tienen mayores probabilidades de morir de enfermedades del hígado que los blancos no hispanos.
MITO:	Siempre que te sientas enferma, debes tomar un antibiótico.
REALIDAD:	Los antibióticos son la principal causa de daños al hígado causados por medicamentos.

Las drogas, la exposición a toxinas o el exceso de bebidas alcohólicas pueden causar cicatrices en el hígado. Una vez que esto sucede, el tejido cicatrizal en el hígado no desaparece. Si hay demasiado y el hígado no funciona debidamente, la única opción que queda puede ser un trasplante de hígado.

CAUSAS Y PREVENCIÓN

Tomar demasiado alcohol, abusar de los medicamentos y estar expuesto a sustancias tóxicas en el agua que tomas o los alimentos que comes puede causar cirrosis, la cual deja cicatrices en el hígado. Los virus también pueden causar enfermedades del hígado. Cada tipo de virus hepático (hepatitis viral) se propaga de una manera específica.

La hepatitis A se contagia principalmente por medio de comida o agua contaminada cuando entras en contacto con incluso porciones microscópicas de las heces de alguien que tiene hepatitis A. Puedes exponerte a la hepatitis A por medio del contacto con alguien que está infectado y no se lava las manos bien después de ir al baño, o del contacto con agua contaminada con las heces de alguien que tiene hepatitis A. La exposición a la hepatitis A también sucede al tener sexo oral o anal con alguien con la enfermedad.

La hepatitis B se contagia por medio del contacto con la sangre, el semen u otros fluidos corporales de alguien con hepatitis B.

163

La hepatitis C se contagia por medio del contacto con la sangre de una persona que la tiene. A veces es difícil determinar si una persona ha tenido tal contacto, ya que la mayoría de los casos, las personas que están infectadas con la hepatitis C no tienen síntomas durante años.

Una mujer con hepatitis B ó C puede transmitirle el virus a su bebé durante el parto.

Sólo hay vacunas para la hepatitis A y B. Una prueba de sangre puede indicar si tienes hepatitis B ó C.

No se conoce la causa de la hepatitis autoinmune de tipo 1 o tipo 2. La de tipo 1 se presenta en adolescentes o adultos jóvenes, y la mitad de ellos también tienen otra enfermedad autoinmune. La de tipo 2 generalmente se encuentra en muchachas entre los dos y catorce años, y es mucho menos común.

¿Tengo un problema?

A veces es difícil saber si tienes hepatitis, ya que algunas personas no presentan síntomas. Las personas con hepatitis A y B generalmente no tienen síntomas. Cuando los hay, éstos pueden incluir pérdida de apetito, náuseas y vómitos, diarrea, orina de color oscuro, deposiciones pálidas, dolor de estómago y piel, y ojos amarillentos (ictericia).

Como se mencionó anteriormente, existe una prueba de sangre para la hepatitis B y C. A veces se requiere una biopsia del hígado para realizar el diagnóstico de las enfermedades del hígado.

¿Es posible mejorar?

Aunque tanto la hepatitis A como B causan inflamación del hígado, por lo general también se produce una mejoría por sí sola en semanas (A) o meses (B). Si no hay mejoría con la B, se denomina hepatitis B crónica, la cual puede causar cirrosis o cáncer del hígado. La hepatitis C no mejora por sí sola e incluso con tratamiento, la infección puede durar toda la vida.

PUNTO CLAVE

Los antibióticos son medicamentos potentes y se deben tomar solamente de la manera prescrita por tu proveedor de servicios de salud.

164

¿Qué pasa si alguien que conozco tiene enfermedades del hígado?

Los pasos a seguir dependen del tipo de enfermedad del hígado que la persona tiene. Ya que el alcohol causa más daño al hígado, debes hacer todo lo que puedas para ayudar a la persona a dejar de consumir alcohol y evitar la exposición a sustancias tóxicas. Si la persona tiene hepatitis B ó C, debes reducir tu exposición a su sangre, semen u otro fluido corporal. Todos deben lavarse las manos bien después de ir al baño o cambiar pañales, y también es buena idea hacerlo antes de preparar la comida. Esto significa lavarse las manos con jabón y agua corriente durante por lo menos veinte segundos.

Dónde obtener más información

National Institute of Diabetes and Digestive Diseases, and Kidney Diseases (NIDDK)
www.niddk.nih.gov
El NIDDK es parte del NIH y está implementando el Plan de Acción para la Investigación de las Enfermedades del Hígado en todo el NIH.

Latino Organization for Liver Awareness (LOLA)
www.lola-national.org
Esta organización bilingüe y bicultural se dedica a generar conciencia sobre las enfermedades del hígado por medio de información.

American Association for the Study of Liver Diseases
www.aasld.org

American Liver Foundation
www.liverfoundation.org

Enfermedades o infecciones transmitidas sexualmente

"No tengo ningún síntoma, o sea que sé que estoy bien".

LAS LATINAS Y LAS ENFERMEDADES TRANSMITIDAS SEXUALMENTE

- *En el 2007, la tasa de clamidia entre las latinas era tres veces más alta que entre las personas de raza blanca.*

- *En el 2007, la tasa de gonorrea entre las latinas era más alta que la tasa entre las personas de raza blanca.*

¿Qué pasa?

Las latinas tienen una tasa baja de uso de preservativos y alta de enfermedades transmitidas sexualmente (ETS). Debemos comenzar a protegernos a nosotras mismas y unas a las otras porque las enfermedades transmitidas sexualmente son serias. Bacterias, virus o parásitos causan los diversos tipos de enfermedades venéreas. Muchas veces, la persona que se contagia de una enfermedad no tiene síntomas. Por ejemplo, casi nueve de cada diez personas con herpes genital no saben que lo tienen. La única forma de saber si han sido expuestas es hacerse pruebas.

Algunas enfermedades transmitidas sexualmente pueden curarse con antibióticos y, para otras, solamente hay tratamiento. En todos los casos, el uso sistemático y correcto de preservativos nos brinda cierta protección contra las enfermedades transmitidas sexualmente. En la mayoría de los casos, las enfermedades venéreas que no son tratadas pueden crear problemas que van desde la enfermedad inflamatoria pélvica hasta la infertilidad y el cáncer. Debes hacerte pruebas para descartar enfermedades transmitidas sexualmente si tú o tu pareja han sido o son sexualmente activos con otros.

CAUSAS Y PREVENCIÓN

A continuación se encuentran las enfermedades venéreas más comunes (enumeradas en orden alfabético) y datos importantes sobre ellas. También se considera que el VIH/SIDA, que tiene su propia sección, es una enfermedad transmitida sexualmente.

MITO: Es posible mirar a las personas y saber si tienen una enfermedad transmitida sexualmente.

REALIDAD: No es posible determinar si una persona tiene una enfermedad venérea simplemente mirándola.

MITO: Si uso un preservativo, estoy protegida de las enfermedades venéreas.

REALIDAD: Los preservativos ofrecen considerable protección, pero no del 100 por ciento.

CLAMIDIA

CAUSA: La clamidia es causada por una bacteria que actúa como un virus porque no puede reproducirse sin un portador.

SÍNTOMAS: Generalmente no los hay. Algunas mujeres pueden tener secreciones inusuales de la vagina o ardor al orinar. Si has tenido sexo anal, es posible que tengas dolor, sangrado o secreción del recto.

PREVENCIÓN: El uso sistemático y correcto de preservativos de látex reduce en gran medida el riesgo de contraer o contagiar la clamidia.

A QUIÉNES LES DA: Hombres y mujeres pueden contraer esta enfermedad, y a los bebés de madres infectadas les pueden dar infecciones de los ojos y pulmonía.

IMPACTO: La clamidia afecta las zonas genitales, la boca o el ano.

PRUEBA: Tu proveedor de servicios de salud te tomará una muestra del cuello uterino con un bastoncillo de algodón o te pedirá una muestra de orina (que es menos precisa entre las mujeres que los hombres) y la mandará al laboratorio. A veces también se realiza una prueba de orina para ver si hay bacteria presente. Debes hacerte la prueba una vez al año si tienes veinticinco años o menos y estás teniendo relaciones sexuales; si eres mayor de veinticinco y tienes más de una pareja sexual o una nueva pareja sexual, o si estás embarazada.

Tratamiento: La clamidia se cura con antibióticos. Si no se trata, resulta en serios problemas de salud, incluida la infertilidad.

LA GONORREA

Causa: Una bacteria causa la gonorrea.

Síntomas: No siempre hay síntomas. En las mujeres, puede causar sangrado entre periodos, dolor al orinar y aumento de secreción vaginal.

Prevención: El uso sistemático y correcto de preservativos de látex reduce en gran medida el riesgo de contraer o contagiar esta enfermedad.

A quiénes les da: La pueden contraer mujeres, hombres y bebés de madres infectadas.

Impacto: Puede afectar la zona genital, boca, garganta o el ano.

Prueba: Se usa una simple prueba de laboratorio.

Tratamiento: La mayoría del tiempo es posible curar la gonorrea con antibióticos, pero hay nuevas cepas que no se pueden curar con antibióticos existentes. Si no recibes tratamiento, puede resultar en la enfermedad inflamatoria pélvica, que causa infertilidad y problemas con el embarazo. A 1 por ciento de las personas con gonorrea les da un tipo de artritis.

SÍFILIS

Causa: Una bacteria causa la sífilis.

Síntomas: No siempre hay síntomas. En su etapa primaria, la sífilis generalmente causa una pequeña ampolla o llaga (chancro) que no duele y que desaparece por sí sola. En la etapa secundaria, se produce una erupción y llagas, especialmente en las palmas de las manos y plantas de los pies. Muchas personas no notan los síntomas durante muchos años.

Prevención: Evita el contacto con una llaga infectada. Los preservativos sólo cubren parte de la zona con la que puede haber contacto.

A quiénes les da: La sífilis les puede dar a mujeres y hombres, como también a los bebés de madres infectadas. Las madres con sífilis sin detectar corren un gran peligro de perder a su bebé durante el embarazo o al poco tiempo del parto.

IMPACTO: Puede afectar la zona genital, los labios, la boca o el ano.

PRUEBA: La sífilis se detecta por medio de una prueba de sangre o un análisis de las bacterias en las llagas infectadas.

TRATAMIENTO: En la etapa primaria y secundaria, se puede tratar la sífilis con antibióticos. Si no recibes tratamiento, avanza a la etapa terciaria, lo que significa que se propagará por todo el cuerpo y causará daño a los principales órganos, causando parálisis, demencia, ceguera y la muerte.

TRICOMONIASIS

CAUSA: Un parásito causa la tricomoniasis.

SÍNTOMAS: Puede causar una secreción verduzca o amarillenta de la vagina, un olor desagradable en la vagina, escozor en la vagina o cerca de ella, y molestia al orinar.

PREVENCIÓN: El uso sistemático y correcto de preservativos de látex reduce el riesgo de contraer y contagiar la tricomoniasis.

A QUIÉNES LES DA: Esta enfermedad transmitida sexualmente les puede dar tanto a las mujeres como a los hombres.

IMPACTO: La zona genital.

PRUEBA: Se pone una muestra de la secreción en una lámina y se examina.

TRATAMIENTO: Para tratar la tricomoniasis, tú y tu pareja deben recibir tratamiento con antibióticos. Si no se trata la tricomoniasis, los síntomas continuarán.

VIRUS DE HERPES SIMPLEX DE TIPO 2

conocido por sus siglas en inglés, HSV-2 o HSV, o como herpes genital

CAUSA: El HSV-2 es causado por un virus.

SÍNTOMAS: No siempre hay síntomas. Algunas personas pueden tener llagas en los puntos donde el virus ingresó al cuerpo. Las llagas se convierten en ampollas, que provocan comezón y dolor, y luego se curan.

PREVENCIÓN: El uso sistemático y correcto de preservativos de látex puede reducir el riesgo de contraer y contagiar el HSV-2, pero no protege todas las zonas. Abstente si tu pareja tiene un brote de herpes.

A QUIÉNES LES DA: A las mujeres y hombres les puede dar HSV-2, y además, los bebés cuyas madres tienen HSV-2 pueden contagiarse durante el parto.

Impacto: Puede afectar los órganos genitales, las nalgas o la zona anal. Pueden darte varios brotes al año, aunque suceden con menos frecuencia con el tiempo. A veces no hay indicios visibles, pero el virus estará presente en la capa superior de la piel y será altamente contagioso.

Prueba: Con un bastoncillo de algodón, se toma una muestra de una llaga fresca y se analizan las células en una de dos formas: Se pueden poner en un recipiente especial (placa de cultivo celular), para que se multipliquen y se puedan examinar con un microscopio, o se le puede añadir una solución a la muestra en el bastoncillo y se examina con un microscopio.

Tratamiento: No existe cura para el HSV-2. Los medicamentos antivirales pueden ayudar a disminuir los síntomas y brotes. Si una persona no recibe tratamiento, sus síntomas pueden empeorar, pero generalmente desaparecen por sí solos al cabo de diez a catorce días.

VIRUS DEL PAPILOMA HUMANO (VPH)

Causa: El virus del papiloma humano tiene más de 100 cepas.

Síntomas: El virus generalmente no presenta síntomas, pero a algunas personas les salen verrugas genitales.

Prevención: El uso sistemático y correcto de preservativos de látex puede reducir el riesgo de contraer o contagiar este virus. Hay una vacuna para prevenir (pero no tratar) los tipos más comunes.

A quiénes les da: El virus del papiloma humano se presenta en mujeres y hombres.

Impacto: El virus de bajo riesgo puede causar verrugas genitales. El de alto riesgo puede resultar en cáncer.

Prueba: Las pruebas de Papanicolaou pueden detectar cambios relacionados con este virus en el cuello uterino que pueden resultar en cáncer. Se aprobaron nuevas pruebas para el virus en el 2009.

Tratamiento: Un proveedor de servicios de salud puede tratar o extirpar las verrugas relacionadas con este virus. A veces el cuerpo puede librarse por sí solo de la infección; no obstante, sin tratamiento, el virus puede resultar en cáncer del cuello uterino, la vulva, vagina y ano.

✿ *¿Qué pasa si alguien que conozco tiene una enfermedad sexualmente transmitida?*

Te debe examinar tu proveedor de servicios de salud, ya que es posible que necesites tratamiento. Si se trata de alguien con quien has tenido contacto sexual, los dos deben hablar sobre los pasos necesarios para asegurarse de que ambos sean examinados y reciban tratamiento de un proveedor de servicios de salud. Si piensas que no puedes hablar con la persona, entonces necesitas preguntarte si tiene sentido tener relaciones sexuales con alguien con quien no puedes tener una conversación seria.

DÓNDE OBTENER MÁS INFORMACIÓN

NATIONAL LIBRARY OF MEDICINE (NLM): MEDLINE PLUS

www.nlm.nih.gov/medlineplus/sexuallytransmitteddiseases.html

La NLM es la biblioteca del NIH y ofrece enlaces a noticias y artículos sobre enfermedades transmitidas sexualmente, como también noticias sobre temas como medicamentos anunciados por Internet que afirman falsamente que previenen las enfermedades de transmisión sexual.

CDC—SEXUALLY TRANSMITTED DISEASES

www.cdc.gov/std

La información del CDC incluye datos estadísticos sobre las enfermedades transmitidas sexualmente, además de directrices para su tratamiento e información sobre clínicas especializadas.

AMERICAN SOCIAL HEALTH ASSOCIATION

www.ashastd.org/learn/learn

Esta organización sin fines de lucro se dedica a informar al público sobre las enfermedades transmitidas sexualmente.

El lupus

"No tiene nada; se le ve bien".

LAS LATINAS Y EL LUPUS

- *Las latinas son más propensas al lupus que las mujeres blancas no hispanas.*

- *Las latinas tienden a presentar síntomas a menor edad que otras mujeres.*

¿Qué pasa?

El lupus surge cuando el sistema inmunitario está fuera de equilibrio, lo que causa que comience a destruir cualquier órgano o tejido del cuerpo. Aproximadamente 1.5 millones de personas tienen lupus de algún tipo.

- *El lupus eritematoso sistémico es el tipo más común y serio de lupus. Cuando tienes lupus sistémico, el sistema inmunitario puede causar una inflamación de las articulaciones, la piel, los riñones, los pulmones, el corazón, los vasos sanguíneos, el sistema nervioso, la sangre y el cerebro.*

- *El lupus eritematoso cutáneo es un tipo de lupus que sólo afecta la piel. El lupus cutáneo causa erupciones o llagas (lesiones), pérdida del cabello y úlceras en la boca y nariz. Las erupciones generalmente aparecen en las partes de la piel expuestas al sol. Un tipo de lesión se denomina lesión discoide porque tiene la forma de una moneda o disco. A veces las lesiones dejan cicatrices después de sanarse.*

- *El lupus desencadenado por medicamentos es una reacción a algunos fármacos de venta con receta. Los síntomas incluyen dolor de las articulaciones, erupciones de la piel, fiebre y dolor de pecho. Cuando se deja de tomar el medicamento, los síntomas generalmente desaparecen.*

- *El lupus neonatal es un tipo poco común de lupus que le da al recién nacido de una mujer con lupus. Generalmente los síntomas son leves y desaparecen cuando el bebé cumple seis meses. En casos poco comunes, el corazón del bebé sufre daños, pero este problema tiene tratamiento.*

CAUSAS Y PREVENCIÓN

Desconocemos las causas del lupus; factores múltiples como las hormonas, la genética (herencia) y el ambiente juegan un papel. Sabemos que el lupus no es contagioso. Esto significa que no puedes contraer lupus de alguien ni "darle" lupus a nadie.

¿Cómo puedo saber si tengo lupus?

Los síntomas comunes del lupus —dolor o hinchazón de las articulaciones, dolores musculares, fatiga extrema, fiebre sin causa conocida— son similares a los de muchas otras enfermedades. Los síntomas del lupus también van y vienen, y pueden cambiar con el tiempo. Éstas son algunas de las razones por las que puede ser difícil diagnosticar el lupus.

Es posible que tu proveedor de servicios de salud no sepa de inmediato que tienes lupus. El diagnóstico de lupus se hace tras examinar detenidamente tu historia médica, síntomas, resultados de análisis y la historia médica de tus familiares cercanos. Tu proveedor de servicios de salud quizá necesite también examinar una muestra pequeña de tejido de la piel o el riñón (llamada biopsia) antes de decidir si tienes lupus.

Tengo lupus. ¿Y ahora qué?

Las personas con lupus generalmente reciben tratamiento de un reumatólogo, un médico que se especializa en las enfermedades de las articulaciones y músculos. Según el tipo de lupus que tengas y tus necesidades, consultarás con otros especialistas, como un dermatólogo para las enfermedades de la piel, un cardiólogo para las enfermedades del corazón o un nefrólogo para las enfermedades del riñón.

Cuando tienes lupus, es particularmente importante tratarlo en equipo. Con tus proveedores de servicios de salud, formularás un plan de tratamiento para reducir la hinchazón y el dolor de las articulaciones, evitar o reducir el recrudecimiento del lupus y prevenir

PUNTO CLAVE

El lupus es una enfermedad difícil de diagnosticar, pero una vez que se tiene el diagnóstico, se puede hacer mucho para controlarla.

MITO: El lupus les da mayormente a los hombres.
REALIDAD: Nueve de cada diez personas con lupus son mujeres. El lupus también puede darse en hombres, niños y adolescentes.

MITO: El lupus es una enfermedad de personas mayores.
REALIDAD: En la mayoría de los casos, el lupus surge entre los quince y cuarenta y cuatro, pero puede darse a cualquier edad.

MITO: Mueres de lupus dentro de los cinco años de su inicio.
REALIDAD: Con el debido tratamiento y atención, la mayoría de las personas con lupus tiene una expectativa de vida normal.

daños a órganos y tejidos. Aprenderás maneras de reducir el estrés en tu casa y centro de trabajo. También es muy importante hablar con tu proveedor de servicios de salud si estás planeando salir embarazada, ya que se debe incorporar a tu equipo médico un obstetra que se especialice en embarazos de alto riesgo.

¿Es posible mejorar?

Aunque el lupus no tiene cura, es posible sentirse mejor. Mientras más temprano obtengas un diagnóstico exacto y comiences a recibir tratamiento, mejor para tu salud a largo plazo. Ir al proveedor de servicios de salud con regularidad, seguir tu plan de tratamiento y hacer cambios de estilo de vida minimizará los síntomas y mejorará tu salud con el tiempo. Puedes obtener la información más actualizada al participar activamente en la Lupus Foundation of America, Inc.

¿Qué pasa si alguien que conozco tiene lupus?

Ayuda a tu amigo o ser querido a realizar distintas actividades saludables que puedan disfrutar juntos. Recuerda que el sol puede hacer que la enfermedad recrudezca. Ten en cuenta que el lupus causa mucha fatiga, y cabe la posibilidad de que a veces sea necesario posponer tus planes. Aprende a escucharlo.

DÓNDE OBTENER MÁS INFORMACIÓN

NATIONAL INSTITUTE OF ARTHRITIS AND MUSCULOSKELETAL AND SKIN DISEASES (NIAMS)
www.niams.nih.gov/
El NIAMS, una rama del NIH, es el principal centro de investigación sobre lupus.

LUPUS FOUNDATION OF AMERICA, INC.
www.lupus.org
La LFA es la principal organización de salud sin fines de lucro en el país, formada por voluntarios abocados a encontrar las causas y cura del lupus, como también brindar apoyo, servicios y esperanza a todas las personas afectadas por el lupus. La LFA tiene una red nacional de casi trescientas sucursales locales y grupos de apoyo, y opera programas de investigación, educación y patrocinio.

AMERICAN COLLEGE OF RHEUMATOLOGY
www.rheumatology.org
Ésta es la organización profesional de médicos, científicos, investigadores y otros profesionales de atención de salud dedicados a la reumatología. En este sitio de Internet también hay información de la Asociación de Profesionales de Salud en Reumatología (Association of Rheumatology Health Professionals), la entidad profesional para los especialistas de salud dedicados a la reumatología que no son médicos, como enfermeros, terapeutas ocupacionales, fisioterapeutas, sicólogos, trabajadores sociales, auxiliares de médicos y educadores. Puedes encontrar información para pacientes tanto en inglés como español, además de una lista de proveedores de servicios de salud por nombre y ubicación.

La menopausia

"¡Tengo mucho calor!"

LAS LATINAS Y LA MENOPAUSIA

- *Las latinas y las mujeres blancas no hispanas tienen las mismas probabilidades de tener sofocos y transpirar de noche.*

- *Es mucho más probable que las latinas noten cambios de humor, menos energía, palpitaciones, sensibilidad de los senos y pérdida de la memoria que las mujeres blancas no hispanas.*

- *Las latinas son menos propensas que las mujeres blancas no hispanas a reportar resequedad vaginal.*

¿Qué pasa?

La menopausia se da cuando la mujer no ha tenido la regla en un año. En este momento de la vida, una mujer ya no puede salir embarazada, pues los ovarios han dejado de producir las hormonas estrógeno y progesterona. Esto generalmente sucede naturalmente y con mayor frecuencia, después de los cuarenta y cinco años. Estos cambios pueden suceder en el transcurso de varios años y también pueden incluir una variedad de otros cambios, como los siguientes:

- *Tu regla deja de ser previsible en términos de cuándo sucede, cuánto dura o el volumen de la menstruación.*

- *Sientes calor repentinamente y te sientes incómoda debido a los bochornos (lo cual una de mis amigas llama sobrecargas de energía).*

- *De noche, quizá notes que te da tanto calor que transpiras mucho y luego te da frío, lo que significa que estás teniendo sudoración nocturna.*

- *Tienes dificultad para dormir toda la noche sin despertarte.*

- *La vagina no se humedece como antes; a veces está reseca.*

- *Te cambia el humor o pasa a ser variable. A veces parece que pasas de un extremo al otro: algunas veces estás irritable y otras, estás llorosa.*

- *Pareces estar más olvidadiza de lo normal.*

- *Se te cae el cabello de la cabeza o se pone ralo, pero parecen salirte más vellos en la cara.*

Algunas mujeres pasan por la menopausia antes de los cuarenta. Esto se llama fallo ovárico prematuro, independientemente de la razón. Generalmente, no hay forma de explicar por qué a algunas de nosotras nos llega la menopausia de más jóvenes; o puede ser el resultado de la extirpación de los ovarios, en cuyo caso a las mujeres les sobreviene la menopausia quirúrgica. Si te viene la menopausia antes de los cuarenta años, debes hablar con tu proveedor de servicios de salud, ya que es posible realizar pruebas especiales para intentar determinar la causa exacta.

La postmenopausia son los años después de la menopausia y comienza después de que pasen doce meses seguidos sin que menstrúes. Este periodo—es decir, el resto de tu vida—puede ser muy feliz y pleno.

Aunque cada una de nosotras experimenta la menopausia de una manera distinta, es bueno hablar con nuestras amigas sobre su experiencia y lo que hicieron o están haciendo. Quizá los abanicos que las señoras solían llevar en sus bolsos sean una buena tradición cultural que debemos retomar.

CAUSAS Y PREVENCIÓN

La causa de la menopausia es que has vivido lo suficiente como para llegar a ese punto de la edad adulta. No hay forma de evitar la menopausia, ya que es un aspecto del desarrollo normal y saludable. En los años sesenta, hubo un movimiento para evitar la menopausia artificialmente, haciendo que las mujeres tomaran estrógeno. Ahora sabemos que eso conlleva un gran riesgo de contraer ciertos tipos de cáncer.

❀ *¿Estoy pasando por la menopausia? ¿Y ahora qué?*

Hay pruebas que te pueden ayudar a determinar si estás pasando por la menopausia. Además, se pueden utilizar ciertas pruebas para evaluar si tienes otras enfermedades con síntomas similares a los de la menopausia, como tiroides poco activa. Si estás pasando por los cambios mencionados anteriormente, debes hablar de ellos con tu proveedor de servicios de salud para que te diga si estás pasando por la menopausia o no. Algunos de los cambios por los que pasan las mujeres durante la menopausia pueden tener otras causas y también pueden ser síntomas de enfermedades más serias.

Para minimizar los síntomas de la menopausia, debes asegurarte de comer sano y ponerte en forma. La mayoría de las mujeres logra superar este periodo haciendo solamente cambios menores en su rutina cotidiana. Sorprendentemente, las latinas reciben terapia hormonal de la menopausia (anteriormente conocida como terapia de sustitución hormonal) con más frecuencia que otras mujeres. Debes hablar con tu proveedor de servicios de salud sobre los beneficios y riesgos de este tipo de tratamiento. Si se sigue por un tiempo limitado y por razones muy específicas, la terapia hormonal de la menopausia puede aliviar algunos de los síntomas moderados o severos de la menopausia. Sin embargo, en algunas mujeres, ésta puede aumentar sus probabilidades de tener coágulos de sangre, ataques del corazón, apoplejía, cáncer del seno y enfermedades de la vesícula. Si optas por probar la terapia hormonal de la menopausia, usa la menor dosis que te surte efecto durante el periodo más breve posible. La terapia de sustitución con hormonas bioidénticas es otro tipo de hormona artificial, excepto que estos compuestos son producidos especialmente para la persona según la receta del proveedor

PUNTO CLAVE

La menopausia es una etapa saludable de nuestro ciclo vital. Sin embargo, si estás teniendo síntomas que afectan tu capacidad de disfrutar de la vida —como insomnio crónico, irritabilidad o bochornos extremos— hay tratamientos simples que vale la pena probar.

MITO: Cuando pases por la menopausia, ya no te sentirás mujer.
REALIDAD: La menstruación no define a la mujer.

MITO: A las latinas no les gusta usar la terapia hormonal de la menopausia.
REALIDAD: Por razones desconocidas, las latinas son más propensas a recurrir a la terapia hormonal de la menopausia que otras mujeres.

de servicios de salud. Pueden ser caras y su uso requiere un seguimiento muy cuidadoso.

Por lo general, los tratamientos "naturales" disponibles para la menopausia, se clasifican como suplementos. Los suplementos tienen que cumplir con estándares mucho más bajos en términos de seguridad, eficacia y consistencia de los ingredientes para recibir aprobación de la Administración de Alimentos y Medicamentos (Food and Drug Administration). Los suplementos incluyen los fitoestrógenos (sustancias de plantas parecidas al estrógeno) que se encuentran en la soya y hierbas como la cimífuga, el ñame silvestre, el dong quai y la valeriana. Según la Oficina de Salud de la Mujer del Departamento de Salud y Servicios Humanos, no hay pruebas de que estas hierbas (o pastillas o cremas que contienen estas hierbas) reduzcan el bochorno.

A continuación, algunos de los síntomas más frecuentes de las mujeres con la menopausia, y consejos sobre cómo reducir su impacto en tus actividades:

• *Sofocos. Lo mejor es ponerte varias capas de ropa para que te las puedas quitar y poner según tu temperatura fluctúe. Quizá también sea bueno escribir con detalle en tu herramienta "Acerca de mi salud" (incluida en la tercera parte) para ver si hay un patrón en lo que te produce bochornos.*

- *LA VAGINA NO TIENE LA LUBRICACIÓN DE ANTES.* Primero, asegúrate de que nada haya cambiado con respecto a tus sentimientos hacia tu pareja o los de tu pareja hacia ti, y que aún desees la intimidad sexual. Si todo sigue igual y notas que no tienes la lubricación necesaria, hay productos que puedes comprar para hacer que el coito les produzca el mismo placer a ambos. Puedes comprar un lubricante vaginal o humectante vaginal sin receta. No uses vaselina. Si sigues teniendo este problema, tu proveedor de servicios de salud puede recetarte un producto vaginal de estrógeno en crema, tabletas o un aro vaginal.

- *TE DESPIERTAS A MENUDO DURANTE LA NOCHE.* Trata de que la habitación donde duermes sea un santuario. Si es posible, reserva tu habitación o el lugar donde duermes para ello y para las relaciones sexuales. Intenta establecer una rutina que incluya una serie de pasos para prepararte para dormir. Por ejemplo, deséales buenas noches a todos con un beso, escoge tu ropa para el día siguiente, dúchate o báñate, escobíllate el cabello, cepíllate los dientes, métete a la cama, reza o piensa en cosas que te calmen. Mantén tu habitación lo más oscura y silenciosa posible. Trata de concentrarte en imágenes e ideas apacibles.

- *EL HUMOR TE CAMBIA DE UN EXTREMO AL OTRO.* Para estabilizarte el humor, trata de hacer ejercicio regularmente, ya que esto nos hace sentir mejor y hace que el cuerpo nos siga funcionando bien. Además, ten en cuenta que al inicio de la menstruación, solías tener cambios de humor y la gente decía que se debía a que estabas pasando por la adolescencia. Entonces, los cambios hormonales eran la excusa o razón que se daba para explicar tu conducta. Posteriormente, cuando te daba la regla con regularidad, tus cambios de humor se atribuían a que estabas pasando por el periodo premenstrual o que tenías el síndrome premenstrual. En la menopausia, vuelves a tener cambios de humor. Cuando pases a la postmenopausia, las hormonas dejarán de producirte cambios de humor y posiblemente notes que tienes la mente más despejada.

- **Tienes dificultad para concentrarte, pensar claramente o recordar las cosas.** *Aunque algunas mujeres atribuyen tales experiencias a la menopausia, probablemente se deban más a la falta de sueño. Según los datos, la menopausia tiene poco impacto en la memoria o funciones relacionadas. Si continúas teniendo problemas como éstos, debes hablar del asunto con tu proveedor de servicios de salud para asegurarte de que no se trate de otro problema de salud que requiera atención.*

¿Es posible mejorar?

Por supuesto que sí. Así como sobreviviste los cambios de la adolescencia, te sobrepondrás a la menopausia, ya que es sólo el otro extremo del espectro hormonal. Y lo bueno es que una vez que pasas a la postmenopausia, no te tienes que preocupar de anticonceptivos. La intimidad y las relaciones sexuales pueden continuar siendo placenteras.

¿Qué pasa si alguien que conozco está pasando por la menopausia?

Trata de ser paciente con ella, porque su termostato interior está pasando por cambios considerables. Puedes ayudarla al preparar comidas sanas, apoyarla para que haga ejercicio y tratar de crear un santuario donde duerma plácidamente.

También puedes ayudarla a sentirse cómoda físicamente. Quizá sea buena idea ponerte un suéter si ella desea que la habitación esté a una temperatura que es demasiado fría para ti. Recuerda que hay un límite a las capas de ropa que se pueden quitar las personas que están pasando por la menopausia, mientras que tú siempre puedes añadir capas. También puedes solidarizarte y escoger ropa sin mangas.

DÓNDE OBTENER MÁS INFORMACIÓN

NATIONAL INSTITUTE ON AGING
www.nia.nih.gov/HealthInformation/Publications/menopause.htm
El NIA es parte del NIH y proporciona extensa información sobre la
menopausia.

NATIONAL LIBRARY OF MEDICINE (NLM): MedlinePlus
www.nlm.nih.gov/medlineplus/menopause.html
La NLM es la biblioteca del NIH y proporciona noticias, además de información sobre terapia, ensayos clínicos, investigación y otros recursos relacionados con la menopausia.

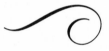

La menstruación

"Sería mucho más fácil si no tuviera que preocuparme por la regla".

LAS LATINAS Y LA MENSTRUACIÓN

- *Las latinas comienzan a menstruar antes que las muchachas blancas no hispanas.*

- *Las latinas son menos propensas que las mujeres blancas no hispanas a la anovulación, que es cuando los ovarios no liberan un óvulo maduro mensualmente.*

¿Qué pasa?

Durante los años en que pueden tener hijos, las mujeres saludables tienen ciclos menstruales; cuando las mujeres están malnutridas o tienen demasiada tensión, dejan de tener ciclos menstruales. La menstruación o regla es parte de quiénes somos. Afortunadamente, no vivimos en un lugar ni época en que se considera impura la menstruación y no nos expulsan a la cabaña menstrual. La menstruación es parte de ser mujer. Se denomina *menarquia* al primer periodo, y es uno de los últimos indicios de la pubertad.

Para la mayoría de las muchachas en los Estados Unidos, la menstruación comienza entre los ocho y quince años, y la edad promedio de su inicio son los doce. Como dijimos anteriormente, el final de la menstruación es la menopausia, cuando a las mujeres ya no les da la regla y no pueden salir embarazadas. Un entendimiento claro de la menstruación nos ayuda a apreciar lo que sucede con nuestros ovarios, trompas de Falopio, útero, cuello uterino y vagina.

La historia de la menstruación comienza en los ovarios. Los ovarios son más que el repositorio de todos los óvulos que tendremos durante la vida; también son glándulas endocrinas responsables por los altibajos hormonales que produce nuestro ciclo menstrual. El ciclo menstrual, controlado por el sistema endocrino, incluye varios pasos:

Fase folicular: Los ovarios producen estrógeno y esto causa el engrosamiento de las paredes del útero.

Ovulación: Cuando uno de los ovarios libera un óvulo, éste pasa por las trompas de Falopio al útero. Este proceso se denomina ovulación, y la hormona luteinizante que produce la glándula pituitaria desempeña una función clave en el proceso. Es cuando tienes mayores probabilidades de salir embarazada: tres días antes de la ovulación o el día que ovulas.

Fase lútea: Se libera progesterona, la cual prepara las paredes del útero para que el óvulo fertilizado pueda adherirse a ellas.

La menstruación: Esto es cuando, en efecto, sangras. Si después de aproximadamente dos semanas (diez a dieciséis días), un óvulo fertilizado no se adhiere a las paredes del útero, el nivel de progesterona y estrógeno se reduce marcadamente. El útero se despoja del recubrimiento que había acumulado para que se adhiriera el óvulo fertilizado. Es por eso que a veces, la menstruación parece ser más espesa que líquida. El recubrimiento pasa por el cuello uterino a la vagina y sale por la apertura vaginal o lo absorbe un tampón introducido en la vagina.

MITO:	Cuando te pones pantalones apretados, otras personas te pueden ver la vagina.
REALIDAD:	La vagina es un órgano interno.

MITO:	Cuando tienes la regla, es mejor no hacer ejercicio.
REALIDAD:	El ejercicio ayuda a algunas mujeres a aliviar sus cólicos menstruales.

Problemas y prevención

A veces los problemas que las mujeres tienen con la regla son más severos que el típico cansancio o cólico menstrual. A continuación, algunos de los problemas mayores que pueden presentarse:

Amenorrea: Este término se usa para describir la enfermedad que se produce cuando las mujeres no menstrúan. Específicamente, incluye a las adolescentes de quince años o más que nunca han tenido la regla, como también las mujeres que menstrúan pero que no han tenido un periodo en noventa días. A veces los ciclos cesan debido a una marcada pérdida de peso, trastornos alimenticios, ejercicio excesivo o estrés. También puede ser indicio de problemas hormonales, como el síndrome de ovario poliquístico u otros problemas.

Dismenorrea: Es cuando la menstruación es muy dolorosa e incluye cólicos severos. Por lo general, los cólicos severos en las jóvenes no son indicio de una enfermedad sino que se deben a la producción de prostaglandina como parte del ciclo menstrual. A medida que pasan los años, los mismos síntomas pueden indicar fibromas uterinos o endometriosis. Ambas enfermedades requieren atención médica.

Sangrado uterino anormal: La única forma de saber lo que es anormal es tener una buena idea de cuánto sangras cuando estás menstruando. Debes estar al tanto de tu sangrado menstrual para que puedas darte cuenta si el flujo normal cambia. Es buena idea apuntar en un recuadro cuándo menstrúas. Anota la cantidad de sangre, el color y el espesor. Esto te ayuda a ti y a tu proveedor de servicios de salud a determinar lo que podría estar sucediendo y formular un plan de tratamiento para ti.

Síndrome de choque tóxico: Las mujeres que fallecieron a causa de esta infección se enfermaron por qué no se habían cambiado de tampón en mucho tiempo y habían introducido bacterias en su vagina. Para evitar este síndrome, asegúrate de lavarte las manos antes de insertarte un tampón. Además, sigue estas recomendaciones de la Food and Drug Administration (FDA, por sus siglas en inglés):

- *Sigue las instrucciones del paquete sobre cómo insertarlo.*

- *Escoge el más bajo nivel de absorción para la cantidad que sangras.*

- *Cámbiate de tampón por lo menos cada cuatro u ocho horas.*

- *Considera alternar toallas higiénicas con tampones.*

- *Conoce las señales de advertencia del síndrome de choque tóxico: fiebre alta repentina de más de 102 grados, dolores musculares, diarrea, vómito, mareo o desmayo o ambos, erupción parecida a quemadura solar, dolor de garganta y ojos irritados.*

- *No uses tampones entre periodos.*

¿Es posible mejorar?
La menstruación no es una dolencia ni enfermedad. Es una de las funciones del cuerpo de una mujer saludable durante parte de su vida. El ser mujer tiene un componente hormonal.

¿Qué pasa si alguien que conozco está menstruando?
Si está teniendo cólicos, puedes ofrecerle una manta tibia o ir a caminar juntas. Cada una de nosotras supera los cólicos a su manera. Y por supuesto que siempre está el chocolate.

Dónde obtener más información

Office on Women's Health
www.womenshealth.gov
Este sitio de Internet del gobierno ofrece información actualizada sobre la menstruación y el ciclo menstrual.

National Library of Medicine (NLM): Medline Plus
www.nlm.nih.gov/medlineplus/menstruation
La NLM es la biblioteca del NIH y tiene la información más actualizada para los consumidores.

National Institute of Child Health and Human Development (NICHD)
www.nichd.nih.gov
El NICHD es la principal organización del NIH para la investigación sobre la menstruación.

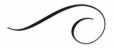

Presión arterial alta (hipertensión)

"Me siento bien, o sea que sé que mi presión arterial está normal".

LAS LATINAS Y LA PRESIÓN ARTERIAL ALTA

- *Las latinas tienen menos probabilidades de saber que tienen la presión arterial alta.*

¿Qué pasa?

El corazón ejerce presión en las paredes de los vasos sanguíneos cuando late (presión sistólica) y cuando está descansando (presión diastólica). Es por eso que se da la presión arterial en dos números, por ejemplo 110 sobre 80. El primer número representa la presión sistólica, y el segundo es la presión diastólica.

El siguiente recuadro indica lo que quiere decir tu presión arterial:

CATEGORÍA	SISTÓLICA		DIASTÓLICA
Baja	Menos de 90	ó	Menos de 60
Normal	Menos de 120	y	Menos de 80
Pre-hipertensión	120–139	ó	De 80 a 89
Etapa I hipertensión	140–159	ó	De 90 a 99
Etapa II hipertensión	160 ó más alta	ó	100 ó más alta

| MITO: | Siempre puedes darte cuenta cuando tienes la presión arterial alta. |
| REALIDAD: | En la mayoría de los casos, no hay ningún síntoma. |

| MITO: | Sólo las latinas que tienen sobrepeso deben preocuparse sobre la presión arterial alta (hipertensión). |
| REALIDAD: | Es posible que las latinas que tienen un peso saludable tengan la presión arterial alta. |

Es importante que todas nosotras—especialmente las embarazadas— estemos al tanto de nuestra presión arterial. Ya que con mucha frecuencia, la presión arterial alta no presenta síntomas, debes hacer que te tomen la presión con regularidad.

La hipertensión no controlada puede resultar en apoplejía, enfermedades del corazón, problemas de la vista, insuficiencia renal y endurecimiento de las arterias (arteriosclerosis). La presión arterial alta que surge durante el embarazo puede ser una enfermedad seria que requiere que tu proveedor de servicios de salud la vigile de cerca.

CAUSAS Y PREVENCIÓN

En el caso de 95 por ciento de las personas con hipertensión, desconocemos la causa, por lo que su hipertensión se denomina esencial o primaria. Las que constituyen el 5 por ciento restante tienen hipertensión secundaria, causada por algún otro tipo de enfermedad como la diabetes o la insuficiencia renal.

Al tomar las siguientes consabidas medidas de salud, puedes reducir las probabilidades de tener presión arterial alta: no fumes, mantén un peso saludable, realiza actividad física con regularidad, reduce el sodio que comes y bebes a 1,500 miligramos (mg) (en otras palabras, dos tercios de una cucharadita de sal) al día, no bebas alcohol en exceso (más de siete tragos en una semana o no más de tres tragos en un día en el caso de las mujeres) y trata de reducir (no sólo manejar) el estrés en tu vida.

189

¿Es posible mejorar?

Aunque no existe cura para la hipertensión, puedes hacer mucho para manejar y controlar tu presión arterial. Si tienes la presión arterial alta, debes seguir el plan de tratamiento formulado por tu proveedor de servicios de salud muy cuidadosa y sistemáticamente. Aunque a veces los cambios en tus patrones de alimentación, tu nivel de actividad y otros aspectos de tu estilo de vida pueden ayudar a controlar la presión arterial alta, esas medidas quizá no basten, y sea necesario que tomes medicamentos.

Si tomas medicinas, debes recordar tomarlas tal como te explicó tu proveedor de servicios de salud. Esto es particularmente cierto los días que te sientas bien. Recuerda que si te estás sintiendo bien, es porque los medicamentos están surtiendo efecto y debes continuar tomándolos. Como con cualquier otro medicamento, no dejes de tomarlo sin hablar de ese paso con tu proveedor de servicios de salud. Para controlar tu presión arterial de forma regular, tu proveedor de servicios de salud te alentará a que te la tomes y documentes por escrito los resultados. Quizá optes por comprar un monitor de presión arterial para tomártela en casa o puedes hacerlo con los monitores de presión arterial disponibles en algunas tiendas y farmacias.

¿Qué pasa si alguien que conozco tiene la presión arterial alta?

Puedes hacer mucho para apoyar a quienes sabes que tienen la presión arterial alta. Para comenzar, puedes ayudarlos a tener hábitos sanos con respecto a lo que comen y cómo lo hacen. Una manera simple de comenzar es retirar el salero de la mesa, y animarlos a salir a caminar después de la comida es una buena idea para todos.

PUNTO CLAVE

La sazón que se vende en paquetes podría ser mayormente sal o sodio; lee la etiqueta para averiguar lo que estás comiendo.

Dónde obtener más información

National Library of Medicine (NLM): MedlinePlus
www.nlm.nih.gov/medlineplus/tutorials/hypertension/
htm/index.htm

National Heart, Lung, and Blood Institute (NHLBI)
www.nhlbi.nih.gov

American College of Cardiology
www.cardiosmart.org

American Heart Association
www.americanheart.org

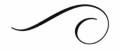

Las relaciones sexuales, la sexualidad y la intimidad sexual

"De eso no puedo hablar".

LAS LATINAS Y LA SEXUALIDAD

- *Las latinas son las mujeres menos propensas a experimentar problemas para tener un orgasmo.*

- *Setenta por ciento de las latinas no carecen de interés en las relaciones sexuales.*

¿Qué pasa?

Quizá sean las raíces puritanas de los Estados Unidos, además de ciertos tabús infundados, pero el hecho es que hay relativamente pocos estudios sobre las relaciones sexuales (el aspecto físico), la sexualidad (lo que pensamos de nosotras mismas y cómo cultivamos y expresamos dichos sentimientos) o la intimidad sexual (la forma en que nos compartimos con otros). Los pocos estudios nacionales importantes datan de hace casi dos décadas, y nuestros puntos de vista han cambiado considerablemente desde que se realizaron dichos estudios. La televisión, las películas y el Internet están llenos de imágenes y mensajes sexuales, que van desde lo sutil hasta lo estridente en materia de sexo. Y aunque existe abundante contenido sexual en aquello a lo que se nos expone, los puntos de vista sobre el sexo que se presentan son tan distorsionados y poco realistas como las típicas imágenes alteradas por Photoshop de senos femeninos inflados con silicona. Hay pocos reportajes de prensa que son verdaderamente informativos y útiles. Y lo que es peor, a muchos de nosotros nos cuesta admitir lo que no sabemos y, por lo tanto, perpetuamos el mito de que ya sabemos lo que necesitamos saber.

No debe sorprendernos que estemos confundidas sobre el debido

MITO: El sexo oral no es sexo.
REALIDAD: El sexo oral es sexo y también puede ser parte de la intimidad sexual. Aunque no puedes salir embarazada, puedes contraer enfermedades transmitidas sexualmente.

MITO: La sexualidad implica tener muchas parejas.
REALIDAD: La sexualidad se basa en lo que piensas de ti misma.

papel del sexo en la sociedad y sobre cómo expresar y compartir nuestra sexualidad. Piensa en los mensajes contradictorios que la sociedad les transmite a los niños. A la vez que nos espanta, con toda razón, todo tipo de abuso sexual infantil, a algunos padres les hace gracia comprarles a niñas de ocho y nueve años camisetas y ropa con frases de contenido sexual. Otros padres quizá se sientan inseguros, confundidos o incluso incómodos sobre los cambios físicos y de otro tipo que sus hijas están experimentando durante la pubertad. La pubertad en las muchachas significa que el cuerpo está preparándose para el parto. Aunque su cuerpo las haga creer que ya no son niñas, las fluctuaciones hormonales hacen que sus emociones sufran todo tipo de altibajos. Para complicar las cosas, las muchachas están alcanzando la pubertad cada vez más jóvenes debido a una variedad de factores, como contaminantes en el ambiente que están afectando la forma en que nuestros niños maduran físicamente. Y para las jóvenes latinas, todo esto se complica con el desafío de combinar los valores de su mundo hispano y el no hispano. Las consecuencias de esto son enormes. Sabemos que las niñas que nacen fuera de los Estados Unidos continental tienden a participar en actividades sexuales más tarde que las muchachas nacidas en los Estados Unidos.

CAUSAS Y PREVENCIÓN

Si era difícil crecer cuando se esperaba que las muchachas desempeñaran papeles bastante limitados, es incluso más difícil ahora que las muchachas y mujeres reciben mensajes equivocados sobre cómo expresarse sexualmente. Las "chicas populares" en la mayoría de las imágenes que aparecen en los medios son aquellas que parecen usar el sexo como factor de influencia social, y esto es cada vez más pronunciado a medida que dichas muchachas crecen y pasan a ser las imágenes más novedosas de lo que es una mujer sexy. Independientemente de la edad, pareciera que lo importante en las muchachas y mujeres es el tamaño de los senos y el trasero, no la capacidad intelectual. Este énfasis continúa a pesar de que las mujeres saben que muchas de las imágenes de los medios han sido desarrolladas por hombres con poco o ningún interés en presentar lo que es real, sano o bueno para las mujeres.

PUNTO CLAVE

En las relaciones sexuales, el dolor e incomodidad no caben.

Es esencial ayudar a todas las mujeres a que tengan un punto de vista saludable sobre el sexo e imágenes positivas sobre sí mismas. Es por eso que debemos hablar sobre el sexo, el amplio tema que incluye desde el aspecto biológico hasta el acto sexual en sí. Al mismo tiempo, la función más importante de todas las mujeres—madres, tías, abuelas y demás—es ser modelos de sexualidad e intimidad sexual saludables a toda edad.

Tu sexualidad tiene que ver con cuánto disfrutas tu propia piel, aroma y textura; tu orientación sexual y tus opiniones sobre los hombres y las mujeres. Se refleja en todo lo que haces. Cuando tienes conflictos, estás confundida o incómoda con tu propia sexualidad, estos sentimientos también se reflejan en lo que haces. La sexualidad saludable es cuestión de hacer lo que se siente bien y te hace sentir bien. Incluye de todo, desde ponerte ropa de un material que acaricie tu piel hasta disfrutar el efecto de un tibio baño de tina.

Intimidad sexual significa compartir las agradables sensaciones de tu cuerpo, mente y espíritu con otra persona. Es mucho más que el tipo de alivio sexual que sientes con la masturbación o las relaciones sexuales. El factor de intimidad es lo que cambia la naturaleza de la excitación y comunicación sexual. La intimidad es una experiencia compartida. Tiene que ver con la energía y el afecto que tú y tu pareja intercambian. Ninguna definición en particular se aplica a todas las personas, ya que los matices son lo que hacen que las experiencias íntimas sean únicas. Hay ciertos pasos que podemos dar para tener una actitud saludable sobre estos importantes temas.

Primero, debemos aceptar la idea de que las relaciones sexuales, la sexualidad y la intimidad sexual son parte de lo que nos hace únicos como seres humanos. No viene al caso si consideramos el sexo como un regalo de Dios o un aspecto del carácter fortuito de la vida. El objetivo es considerar el sexo como parte del aspecto positivo de quiénes somos.

Segundo, debemos aceptar con gusto nuestra propia sexualidad. Eso no significa que debemos "compartir con el mundo" nuestros atributos. Significa que reconocemos quiénes somos como seres sexuales. Los padres deben estar particularmente pendientes de que los niños criados en familias que no apoyan su sexualidad y orientación sexual son más propensos a tener problemas. Es más, esos niños pasan a ser adultos que tienen conflictos hasta que resuelven sus propios problemas. Finalmente, debemos apreciar que la intimidad sexual debe ser motivo de alegría y que merecemos que sea parte de nuestra vida.

❀ *¿Tengo un problema?*

Las relaciones saludables pasadas son la mejor forma de predecir las relaciones saludables en el futuro, pero algunas mujeres no han tenido suerte en ese sentido. Consecuentemente, algunas mujeres no tienen intimidad sexual, sino más bien, relaciones sexuales que carecen de intimidad; es simplemente algo que hacen. Y aunque una mujer puede estar feliz con esa estrategia, si se da por sentado que tiene una pareja a la que disfruta y que la desea activamente, puede ser indicio de que hay necesidad de que resuelva otros problemas.

Las mujeres que han tenido traumas sexuales en la vida pueden tener problemas con sus propios sentimientos sobre las relaciones sexuales, sexualidad e intimidad sexual. Para dichas mujeres, la primera barrera de protección que establecen es ya sea, negar que el acontecimiento traumático tuvo lugar o separar totalmente los sentimientos del sexo. La sexualidad pasa a ser más que un factor de influencia social; para algunas, también pasa a ser su papel social. No es ninguna sorpresa que muchas mujeres que son parte de la industria del sexo hayan sido víctimas de abuso sexual de niñas.

Se trata de un tema muy difícil, debido a que la propia naturaleza del trauma crea conflicto emocional y distorsiona la perspectiva de la mujer sobre su cuerpo y la relación con su propio placer. Algunas mujeres que han sido víctimas de abuso sexual pueden superar el daño que se les hizo al reconocer que el abuso no fue su culpa, lo cual es lo más importante, y que el autor del delito era una persona perturbada. El reconocimiento por la mujer de que no tuvo culpa alguna es crucial, porque quienes cometen abuso sexual, en su mayoría, son expertos en hacerle creer a su víctima que lo que sucedió fue su propia culpa. A menudo, las mujeres que han sido víctimas de abuso sexual necesitan ayuda profesional para tratar la conmoción que el abuso creó en su vida.

¿Es posible mejorar?

Sí. Si el problema tiene que ver con tu propio placer y expresión sexual, hay mucho que puedes hacer, si se da por hecho de que tienes una pareja dispuesta a ayudar. La terapia sexual para parejas puede ser muy eficaz. Sin embargo, a veces, el problema a resolverse está fuera de tu control. Esto es particularmente cierto cuando tu pareja es la que tiene problemas sin resolver y no quiere buscar ayuda.

✳ *¿Qué pasa si alguien que conozco tiene un problema relacionado con la sexualidad?*

Depende del problema. Las latinas que conversan entre sí son una gran fuente de apoyo. Pero a veces parecemos evitar los detalles que definen nuestra incomodidad porque no queremos poner en evidencia nuestra propia ignorancia o falta de experiencia. Es necesario que escuchemos con el corazón y, a la vez, alentemos a nuestra amiga a buscar ayuda profesional para aceptar su sexualidad y el objetivo de la intimidad sexual.

DÓNDE OBTENER MÁS INFORMACIÓN

NATIONAL INSTITUTE ON AGING (NIA)

www.niapublications.org/agepages/sexuality.asp

El NIA, que es parte del NIH, tiene mucha información sobre la sexualidad a edad avanzada.

NEMOURS FOUNDATION: KIDS HEALTH FOR PARENTS

kidshealth.org/parent/growth/sexual_health/development.html

Esta fundación sin fines de lucro tiene información para padres sobre la etapa inicial del desarrollo sexual de los niños.

PARENTS, FAMILIES, AND FRIENDS OF LESBIANS AND GAYS

community.pflag.org/Page.aspx?pid=594

Esta organización nacional sin fines de lucro es una extensa red de base, con más de 200,000 miembros y más de 500 afiliados en los Estados Unidos.

NATIONAL SEXUAL ASSAULT HOTLINE

www.rainn.org/get-help/national-sexual-assault-hotline

Llama al 1-800-656-HOPE para hablar con un asesor. La llamada es anónima y confidencial.

El sistema inmunitario

"¿Dónde está ubicado? No estoy segura de qué es".

Las latinas y el sistema inmunitario

- *Las latinas son más propensas a tener trastornos autoinmunes que las mujeres blancas no hispanas.*

¿Qué pasa?

El sistema inmunitario es tu guardaespaldas a nivel celular. Protege las células que te constituyen y aísla y destruye las sustancias ajenas. Las bacterias, virus, parásitos, hongos—todos esos microbios diminutos que no vemos y están a nuestro alrededor—pasan por un proceso de "inspección de seguridad" por nuestro sistema inmunitario.

Como se puede esperar, estos puntos de inspección de seguridad están ubicados en todo el cuerpo, en diferentes lugares: las amígdalas y adenoides, los nódulos linfáticos en la garganta y los vasos linfáticos conectados a ellos, el timo (que está ubicado en el centro del pecho), los nódulos linfáticos en las axilas, el bazo (ubicado en la parte izquierda del cuerpo, aproximadamente a la altura del codo), el apéndice (en la parte derecha del cuerpo, entre el codo y la muñeca), placas de Peyer (a la izquierda del ombligo), los nódulos linfáticos y vasos linfáticos en la parte interior de las piernas y la médula espinal en todo el cuerpo. Todos estos puntos tienen pequeños glóbulos blancos (linfocitos) que usan los vasos sanguíneos y vasos linfáticos para desplazarse por todo el cuerpo y contener a los microbios que ingresen.

El sistema se dedica a producir una variedad de células que destruyen, penetran o atacan a otras células. A veces puedes adquirir inmunidad contra una enfermedad, porque una vez que el sistema inmunitario ha logrado atacar al invasor, retiene información sobre lo que hizo el sistema. La próxima vez que se lanza

MITO:	El apéndice, bazo y amígdalas no sirven para nada.
REALIDAD:	Estos órganos son parte del sistema inmunitario.

MITO:	Las hormonas no tienen efecto en el sistema inmunitario.
REALIDAD:	Las hormonas y pequeñas redes de fibras se comunican desde el cerebro a las células del sistema inmunitario.

una invasión, el sistema puede responder de manera rápida e incluso más eficaz. Logras esta inmunidad debido a lo que estás expuesta (esto incluye vacunas) y lo que heredas.

El problema es que, en algunos casos, los microbios pueden adaptarse y entrar al cuerpo usando una estrategia diferente. Otras veces las células confunden las células propias con las ajenas y responden creando agentes para atacarlas.

Cuando el sistema inmunitario está funcionando para defenderte de microbios, lo que experimentas a veces no es agradable, pero el cuerpo está tratando de defenderte del enemigo. Por ejemplo, la fiebre, tos y estornudos son todos muy importantes para la salud. Una fiebre elimina los muchos microbios que no pueden sobrevivir a temperaturas de más de 98.6, como los virus de la gripe. Cuando tu cuerpo produce mucosa, crea un medio para eliminar gérmenes del cuerpo, por lo que los estornudos y la tos pueden ayudar en ese proceso. Otras estrategias que usa el sistema inmunitario incluyen la inflamación, vómitos, diarrea, fatiga y retortijones.

Hasta hace poco, había pocas pruebas de diagnóstico disponibles para detectar problemas específicos del sistema inmunitario. Apenas estamos comenzando a comprender cómo funciona el sistema inmunitario y las diferentes enfermedades que pueden surgir cuando no funciona bien.

CAUSAS Y PREVENCIÓN

Los trastornos del sistema inmunitario surgen cuando el sistema está haciendo menos o más de lo que debería.

Menos. *Inmunodeficiencia* significa que el sistema inmunitario no es muy activo y no te protege. Esto se puede deber a un trastorno heredado, una infección o un medicamento. La supresión temporal del sistema inmunitario se puede deber a transfusiones de sangre, cirugía, desnutrición, tabaquismo o estrés.

Más. Cuando el sistema inmunitario está más activo de lo que debería, comienza a atacarte. Las enfermedades resultantes se llaman enfermedades autoinmunes, y las más conocidas son la artritis reumatoide, la diabetes de tipo 1 y el lupus. Si tu sistema inmunitario ataca sustancias inofensivas como el polen, entonces tienes una alergia.

Nadie sabe con certeza cuál es la causa de las enfermedades autoinmunes.

PUNTO CLAVE

Tus sentimientos y el estrés en tu vida tienen un impacto en el sistema inmunitario.

EL FUTURO

Cada vez hay más evidencia que nos ayudará a comprender el gran papel que el sistema inmunitario desempeña en nuestra salud. Se están desarrollando nuevos medicamentos a fin de estimular al sistema inmunitario para que defienda al cuerpo. Además, el concepto de buena salud cambia a medida que descubrimos más sobre lo que causa que el sistema funcione bien o mal. Por ejemplo, la nueva información sobre la forma en que nuestras emociones contribuyen a nuestra salud desempeña un papel cada vez más importante en el entendimiento del sistema inmunitario.

DÓNDE OBTENER MÁS INFORMACIÓN

NATIONAL INSTITUTE ON ALLERGIES AND INFECTIOUS DISEASES (NIAID)
  www.niaid.nih.gov
El NIAID, una rama del NIH, es el principal centro de investigación del SIDA y otras enfermedades.

El VIH/SIDA

"No tenía idea de que mi esposo tenía el VIH".

Las latinas y el VIH/SIDA

- *Las latinas tienen probabilidades cuatro veces más altas de tener el VIH que las mujeres blancas no hispanas.*

- *En el 2006, habia 20,004 casos de latinas viviendo con el VIH/SIDA.*

- *Las latinas son menos propensas a usar preservativos que otras mujeres.*

¿Qué pasa?
Cuando te expones al virus de inmunodeficiencia humana (VIH), éste puede estar en tu cuerpo más de veinte años antes de que tengas el síndrome de inmunodeficiencia adquirida (SIDA). Este virus se contagia por medio de las relaciones sexuales y las transfusiones de sangre.

Una mujer que tiene el VIH puede pasárselo a su bebé durante el embarazo, parto y lactancia. Lo bueno es que los recién nacidos que reciben el debido tratamiento ahora tienen probabilidades muy altas de no tener el VIH, y las mujeres que tienen el VIH pueden llevar una vida saludable durante muchos años cuando reciben tratamientos basados en las más recientes recomendaciones.

CAUSAS Y PREVENCIÓN
El público conoce el VIH/SIDA desde hace casi treinta años. Sin embargo, en el 2006, cuando el CDC dio a conocer datos sobre los nuevos casos de SIDA entre adolescentes y mujeres adultas, las latinas tenían la más alta tasa de contacto heterosexual de alto

MITO: No estás en peligro de contraerlo a no ser que tengas sexo anal.

REALIDAD: Las mujeres que tienen sexo oral o vaginal también están en peligro.

MITO: Si tienes el VIH, no hay nada que puedes hacer para evitar sus efectos en tu salud.

REALIDAD: Si tienes el VIH, debes comenzar por tomar medicamentos lo antes posible.

riesgo. Como latinas, debemos cuidar de nosotras mismas y ser francas sobre nuestras relaciones.

No existe cura para el VIH/SIDA, solamente tratamiento. La posibilidad de una vacuna parece bastante remota. Puedes escoger las medidas a tomar para protegerte:

- *Abstente del sexo oral, anal y vaginal.*

- *Opta por una relación monógama con alguien que ha tenido una prueba negativa de VIH. Esta medida da por sentado que tanto tú como tu pareja seguirán siendo monógamos.*

- *No compartas agujas si te inyectas drogas.*

- *Usa condones. (Según el NIAID, los preservativos masculinos de látex o los condones femeninos de poliuretano pueden ofrecer protección parcial durante el sexo oral, anal o vaginal. Solamente se puede usar lubricantes a base de agua con los condones masculinos de látex.)*

¿Tengo un problema?

¿Crees que has estado expuesta al virus? Toma de seis semanas a un año para que el cuerpo desarrolle un nivel del virus en la sangre que se pueda detectar. Es importante saber si tú o tu pareja tienen el VIH, y hay muchas formas de obtener esta crucial

PUNTO CLAVE

Para información importante sobre otras enfermedades transmitidas sexualmente y demasiado comunes, lee la sección "Enfermedades transmitidas sexualmente".

información. Puedes comprar una prueba para uso en casa o acudir a uno de los muchos lugares en los que se realizan pruebas anónimas (llama al 1-866-783-2645 para averiguar dónde).

En la mayoría de los casos, las personas que se infectan no tienen síntomas. Algunas sienten lo que parece ser una gripe (fiebre, dolor de cabeza, cansancio, hinchazón de los ganglios linfáticos en el cuello y la ingle) uno o dos meses después de estar expuestas al virus. Durante este tiempo, hay mayor peligro de contagio, y el VIH está presente en grandes cantidades en los fluidos genitales. Pero la mayoría de las personas no tiene síntomas durante diez años o más. Aunque se sienten bien, el virus está presente en el cuerpo y se dedica a atacar al sistema inmunitario. Otros síntomas que pueden surgir al inicio del SIDA incluyen falta de energía; pérdida de peso; fiebre y transpiración frecuente; infecciones de hongos (orales o vaginales) frecuentes y persistentes; erupciones de la piel persistentes o piel escamosa; enfermedad inflamatoria pélvica que no responde al tratamiento; pérdida de la memoria a corto plazo, e infecciones de herpes frecuentes y severas que causan culebrilla o llagas bucales, genitales o anales.

¿Es posible mejorar?

Aunque no existe cura para el VIH/SIDA, puedes llevar una vida plena. Con los avances que hemos tenido en el tratamiento, el VIH/SIDA se está convirtiendo en una enfermedad crónica. Con identificación y medicamentos el inicio, muchas personas con VIH están viviendo más y alcanzando una expectativa normal de vida.

¿Qué pasa si alguien que conozco tiene el VIH/SIDA?

Debes tratar a esa persona como lo harías normalmente. Si es alguien con quien tienes relaciones sexuales, deben hablar sobre las precauciones que tomarán ambos para que no te contagies. Quizá también quieras asegurarte de que el proveedor de servicios de salud de esa persona sea alguien que se especializa en el tratamiento del VIH/SIDA. Si alguien en tu casa está infectado con el VIH, debes tomar precauciones para asegurarte de que no haya ningún contacto entre tu piel o membranas mucosas y la sangre de esa persona. El CDC sugiere los siguientes pasos para actuar con prudencia:

- *Ponte guantes de plástico o goma cuando entres en contacto con sangre u otros fluidos corporales que puedan contener sangre visible, como la orina, las heces o el vómito.*

- *Usa parches o vendas para tapar la piel expuesta por cortes, heridas o rasgones, seas tú o la otra persona la que tiene VIH.*

- *Lávate inmediatamente las manos y otras partes del cuerpo que entran en contacto con sangre u otros fluidos corporales.*

- *Desinfecta debidamente cualquier superficie que haya sido manchada con sangre.*

- *Evita cualquier cosa que aumente las probabilidades de entrar en contacto con sangre, como compartir navajas y cepillos de dientes.*

- *Usa agujas y otros instrumentos puntiagudos solamente cuando sea médicamente necesario y según las recomendaciones para centros de salud. (No tapes las agujas con la mano ni las separes de las jeringas. Descarta las agujas en recipientes a prueba de perforación, fuera del alcance de niños y visitantes.)*

Dónde obtener más información

National Library of Medicine (NLM): MedlinePlus
   www.nlm.nih.gov/medlineplus/aids.htm
La NLM es la biblioteca del NIH y proporciona enlaces a noticias y artículos sobre el SIDA y la infección con el VIH. Además, la NLM brinda información sobre la prevención, los síntomas y el tratamiento de la enfermedad, ensayos clínicos, investigación relacionada y estadísticas.

National Institute on Allergies and Infectious Diseases (NIAID)
   www.niaid.nih.gov
El NIAID, parte del NIH, es el principal centro de investigación sobre el SIDA y otras enfermedades.

CDC—HIV/AIDS
   www.cdc.gov/hiv
El CDC ofrece recomendaciones y directrices sobre el VIH/SIDA, además de información actualizada sobre la enfermedad.

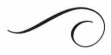

Glosario de palabras frecuentes

A veces nos sentimos bastante seguras del significado de las palabras con las que nos topamos cuando leemos noticias sobre la salud o tenemos conversaciones con nuestro proveedor de servicios de salud, sólo para descubrir después que el significado era muy diferente de lo que pensábamos. Para la siguiente sección, escogí las palabras de uso más frecuente relacionadas con la salud, cuyo significado exacto es necesario saber.

COLESTEROL: El colesterol es esencial para ayudar al cuerpo a absorber la grasa debidamente, como también las vitaminas A, D, E y K. Pero demasiado colesterol no es bueno, ya que aumenta el riesgo de un ataque al corazón. Tu nivel de colesterol se expresa en un número total que indica el nivel de lipoproteína de baja densidad y lipoproteína de alta densidad (LDL y HDL respectivamente por sus siglas en inglés). Se cree que la LDL es la principal fuente de acumulación de colesterol y bloqueo de las arterias, por lo que es bueno mantenerla baja. La HDL ayuda a evitar que el colesterol se acumule en las arterias, por lo que es bueno mantener un nivel alto.

ENFERMEDADES CARDIOVASCULARES: Éstas incluyen la presión arterial alta, colesterol alto y enfermedades del corazón. Lo que estas enfermedades tienen en común es que causan el angostamiento de las arterias, lo que hace que el corazón reciba menos sangre.

ENSAYO CLÍNICO: Se trata de un estudio en el que puedes optar por participar para que los investigadores descubran más sobre la eficacia de un tratamiento o intervención. Hay diferentes tipos de ensayos clínicos, pero todos requieren tu consentimiento informado. Cada ensayo clínico tiene directrices específicas sobre los criterios que se deben seguir para participar (por ejemplo, cierta edad), además de características que excluirían a alguien de un ensayo clínico (por ejemplo, haber recibido ya ciertos tratamientos para una enfermedad). Para información detallada, visita clinicaltrials.gov y para información sobre ensayos clínicos relacionados con el cáncer, llama al 1-800-4-Cancer.

FACTOR DESENCADENANTE: Esto es algo que produce otra reacción. Por ejemplo, los contaminantes del aire pueden desencadenar el asma y otros problemas respiratorios.

HDL: Véase *colesterol*.

HISTERECTOMÍA: Ésta es la cirugía más común en los Estados Unidos (salvo partos con cesárea). Según el motivo de la cirugía, puede incluir la remoción de los ovarios, trompas de Falopio, útero (todo o partes de él), el cuello uterino, la parte superior de la vagina y tejido conjuntivo. Las investigaciones han demostrado que dejar los ovarios, incluso si se extirpan otras partes, tiene beneficios para la salud. Es posible que se recomiende una histerectomía como una de las maneras de tratar los fibromas, la endometriosis, el cáncer y otras enfermedades. La recuperación varía según la edad y estado físico de la mujer, como también si la operación incluye cortar la zona abdominal (seis a ocho semanas de recuperación), ir por la vagina (cuatro a seis semanas) o hacer un corte muy pequeño y usar un dispositivo llamado laparoscopio (tres a seis semanas). La recuperación total toma tiempo, por lo que asegúrate de cambiar las actividades planeadas de acuerdo a ello. Una vez que te saquen el útero, no podrás salir embarazada. Si te sacan los ovarios, te comenzará la menopausia.

HORMONAS: Las hormonas son los mensajeros químicos del cuerpo. Funcionan lentamente y afectan todas las partes del cuerpo. Las produce y controla el *sistema endocrino*.

INCIDENCIA: Esto se refiere al número de casos nuevos que suceden durante cierto periodo, generalmente un año. La tasa de incidencia te da una idea del riesgo de contraer una enfermedad durante el periodo especificado. Con algunas enfermedades, como la artritis, no es posible saber la incidencia, ya que la enfermedad se desarrolla con el tiempo.

LDL: Véase *colesterol*.

MORBILIDAD: Este término se refiere a las enfermedades y se usa para dar información sobre las personas que tienen una enfermedad. *La tasa de morbilidad* se refiere a la proporción o porcentaje de personas que están enfermas. A mayor morbilidad, más enfermo estás; a menor morbilidad, más saludable estás.

MORTALIDAD: Este término se refiere a la muerte o el haber muerto. La *tasa de mortalidad* se refiere a la proporción o porcentaje de personas que han muerto o están muriendo de una enfermedad. Un aumento en la mortalidad significa que más personas están muriendo; una disminución significa que menos personas están muriendo.

OSTEOPOROSIS: Sucede cuando los huesos se debilitan y es más probable que se quiebren. Más de la mitad de las mujeres mayores de cincuenta años tienen osteoporosis. Para reducir las probabilidades de que les dé osteoporosis, las mujeres deben tomar suplementos de calcio y vitamina D (de la exposición directa a la luz del sol y alimentos como la leche fortificada, yemas de huevo, pescado de agua salada e hígado) y hacer ejercicios en los que se carga peso (pesas, caminar, subir escaleras, bailar). Recuerda que los huesos están vivos y que el ejercicio los ayuda a fortalecerse, y también a los músculos.

OXITOCINA: Esta hormona, a veces llamada la hormona del amor, es una hormona en el cerebro que tiene un papel en los vínculos emocionales, las relaciones sexuales, el parto y la lactancia.

PREVALENCIA: Esto se refiere a cuántas personas en efecto tienen una enfermedad. A veces se expresa la prevalencia como un porcentaje o como una proporción de la población.

RESULTADOS POSITIVOS: Esto significa que tienes lo que sea que la prueba detecta. Puede ser una buena noticia (por ejemplo, si quieres estar embarazada y tu prueba sale positiva) o una mala noticia (por ejemplo, no quieres salir embarazada y tu prueba sale positiva).

RIESGO: Significa las probabilidades de que algo suceda. El riesgo que cualquiera de nosotros muera en algún momento dado es de 100 por ciento. El riesgo de que cualquiera de nosotros nunca tenga una sola infección es de 0 por ciento. Para saber lo que un riesgo significa para ti personalmente, debes saber cuál es el nivel original de riesgo y cuál es el valor de asumir ese riesgo.

A menudo en conversaciones relacionadas con la salud se oye que hacer algo en particular aumentará al doble tu riesgo de contraer una enfermedad específica. Digamos que tu riesgo original era de 1 por ciento ó 1 de cada 100. Si el riesgo aumentó al doble, entonces tu riesgo sería de 2 por ciento ó 2 de cada 100. Si el riesgo original era de 25 por ciento, entonces aumentar el riesgo al doble significa que las probabilidades de que te dé cierta enfermedad serían de 50 por ciento. Tu decisión sobre asumir un riesgo en particular depende de lo que estés considerando.

Por ejemplo, si tienes una enfermedad terminal y hay un tratamiento experimental que prolonga la vida de 2 por ciento (2 de cada 100) de las personas tratadas, quizá decidas correr el riesgo y probarlo. Si prolonga la vida sólo .1 por ciento (1 de cada 1,000 personas), quizá decidas no probarlo.

Síndrome metabólico: Es el diagnóstico de un grupo de enfermedades que aumenta el riesgo de diabetes y enfermedades del corazón. Estas enfermedades incluyen hipertensión, un alto nivel de glucosa y triglicéridos, un bajo nivel de HDL y demasiada grasa en la zona abdominal.

Sistema endocrino: Se trata de un sistema de glándulas ubicadas en todo el cuerpo e incluye el hipotálamo, la glándula pituitaria, la tiroides, las glándulas paratiroides, las glándulas suprarrenales, la glándula pineal, los ovarios, los testículos y el páncreas. Cada una de estas glándulas produce y secreta hormonas específicas. Las células de grasa también son parte del sistema endocrino, pues se ha descubierto que algunas hormonas se originan allí. El sistema endocrino desempeña una función importante en la diabetes.

Tasa de supervivencia: Esto representa el número de personas que están vivas después de un periodo fijo de tiempo. En la mayoría de los tipos de cáncer, el término tasa de supervivencia se refiere al número de personas que están vivas después de cinco años del diagnóstico. Para otras enfermedades, el número de años puede variar. Este término no se refiere a la calidad de vida de las personas que han sobrevivido cualquier enfermedad específica.

Triglicéridos: Éste es un tipo de grasa que el cuerpo produce y que puede provenir de la comida que comemos.

DOCUMENTACIÓN Y RECURSOS

Tercera Parte

L A INFORMACIÓN ES IMPORTANTE, PERO HAY CIERTAS herramientas clave que también te pueden ayudar a tomar las riendas de tu salud. Las herramientas y directrices en esta parte del libro te ayudarán a tener datos exactos y a estar informada y lista para todas las decisiones de salud que debes tomar por ti y tu familia. "Documentación y recursos" te proporciona lo siguiente:

"Acerca de mi salud" es, en efecto, un diario de cinco partes que puedes usar para mantenerte al tanto de tu propia salud. Contiene las siguientes partes:

• *Panorama de mi salud*

• *Consultas con mi proveedor de servicios de salud*

• *Cómo me siento*

• *Es mi periodo*

• *Mis medicamentos, vitaminas, suplementos, tés y otras cosas que tomo*

Puedes usar todos estos formularios con regularidad para apuntar cosas importantes acerca de tu salud. Para obtener copias adicionales de todos estos formularios, puedes descargarlas de http://www.hispanichealth.org/latinaguide/

Tomar mis decisiones ahora y expresarlas es un conjunto de pautas para conversaciones sobre cualquier tipo de atención que quieras en todas las etapas de tu vida y para ayudar a identificar quiénes pueden tomar esas decisiones por ti si no puedes tomarlas tú misma.

Saber lo que debo preguntar contiene las preguntas que debes hacerle a tu proveedor de servicios de salud.

Más recursos es una lista con información adicional relacionada a la salud que podría ser particularmente útil.

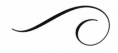

Acerca de mi salud: Cinco herramientas esenciales

LA MEMORIA ES FABULOSA, PERO NO ES LA MEJOR FUENTE DE información exacta, especialmente sobre tu salud y bienestar. Y aunque los proveedores de servicios de salud cada vez usan más archivos electrónicos para historias clínicas, también necesitas mantener tus propios documentos actualizados como fuente de referencia y copia de seguridad. "Acerca de mi salud" es un conjunto de cinco herramientas para ayudarte a permanecer informada sobre tu salud y anotar lo que sientes:

1. **PANORAMA DE MI SALUD** contiene una hoja de resumen para información básica acerca de tu salud y resultados de pruebas: presión arterial, peso, HDL, LDL, nivel total de colesterol y nivel de triglicéridos; resultados de pruebas de orina, y espacio para añadir información sobre otros aspectos importantes, como tu nivel de hierro o vacunas que has tenido. El recuadro ofrece una sinopsis de tu estado actual.

2. **CONSULTAS CON MI PROVEEDOR DE SERVICIOS DE SALUD** es un resumen de tus visitas médicas, para que puedas mantenerte al tanto de qué proveedores de servicios de salud consultaste y cuándo, lo que te dijeron y los medicamentos que te recetaron.

3. **CÓMO ME SIENTO** te brinda una manera de mantenerte al tanto de cómo te sientes físicamente y tu estado de ánimo. Si tomas notas en él con regularidad, especialmente cuando no te estás sintiendo bien, podrás proporcionarle información vigente y valiosa a tu proveedor de servicios de salud, que puede ser útil en tu diagnóstico y la formulación de un plan de tratamiento para ti. También puedes usar esta parte para ver qué factores alteran lo que sientes físicamente o tu estado anímico en general.

Después de un tiempo, notarás que hay ciertos patrones en el funcionamiento de tu cuerpo y mente, y quizá descubras que algunas actividades o personas están vinculadas a ocasiones en que no te sientes bien. Es bueno poder identificar lo que es útil y lo que nos causa daño en la vida.

Para hacer que se te haga fácil describir lo que percibes sobre tu estado anímico en general y cómo te sientes físicamente, usa este conjunto de símbolos:

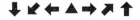

Van desde muy mal ↓ (flecha hacia abajo) hasta muy bien ↑ (flecha hacia arriba). A continuación, el significado de cada símbolo:

- ↓ = muy mal (de pésimo humor)
- ↙ = mal (muy malhumorada)
- ← = ligeramente mal (malhumorada)
- ▲ = neutral (OK)
- → = ligeramente bien (de buen humor)
- ↗ = bien (de muy buen humor)
- ↑ = muy bien (de excelente humor)

4. ES MI PERIODO
contiene un recuadro en el que puedes mantener información sobre tu flujo menstrual y tu estado anímico.

5. MIS MEDICAMENTOS, VITAMINAS, SUPLEMENTOS, TÉS Y OTRAS COSAS QUE TOMO te proporciona otra manera de mantenerte al tanto de tus medicamentos recetados, además de todo lo demás que tomas a diario y repercute en tu salud.

"Acerca de mi salud" es un conjunto de herramientas que te ayuda a organizarte. Sé lo más franca posible y descubrirás que te es útil para tomar las riendas de tu salud. Cuando tengas que cuidar de otra persona, también puedes usar los recursos de "Acerca de mi salud" como ayuda para mantenerte al tanto de lo que está sintiendo esa persona.

⌒PANORAMA DE MI SALUD

ACERCA DE MÍ: _____

MI TIPO DE SANGRE: _____   **ALERGIAS:** _____

FECHA	PRESIÓN ARTERIAL	PESO	HDL	LDL	COLESTEROL TOTAL	TRIGLICÉRIDOS	ORINA	OTROS
	/							
	/							
	/							
	/							
	/							
	/							
	/							
	/							
	/							
	/							
	/							
	/							
	/							
	/							
	/							
	/							

Consultas con mi proveedor de servicios de salud

Fecha _____   Por qué fui _____

A quién vi _____

¿Pruebas especiales? _____

¿Diagnóstico? _____

¿Remitida a otro lugar? _____

Medicamentos recetados _____

¿Qué más hizo/dijo el proveedor de servicios de salud? _____
_____
_____
_____

Fecha _____   Por qué fui _____

A quién vi _____

¿Pruebas especiales? _____

¿Diagnóstico? _____

¿Remitida a otro lugar? _____

Medicamentos recetados _____

¿Qué más hizo/dijo el proveedor de servicios de salud? _____
_____
_____
_____

⌒ Cómo me siento

Fecha _____ Humor ↓ ↙ ← ▲ → ↗ ↑ Cuerpo ↓ ↙ ← ▲ → ↗ ↑

Temperatura _____ A LAS ____ AM/PM

Mis síntomas _____
_____
_____
_____
_____

Otras inquietudes _____
_____
_____
_____
_____
_____

Fecha _____ Humor ↓ ↙ ← ▲ → ↗ ↑ Cuerpo ↓ ↙ ← ▲ → ↗ ↑

Temperatura _____ A LAS ____ AM/PM

Mis síntomas _____
_____
_____
_____
_____

Otras inquietudes _____
_____
_____
_____
_____
_____

Es mi periodo: Flujo y humor

Año _____ **Todos los días describe tu flujo y humor usando la siguiente clave:**

FLUJO MENSTRUAL: **M** = Mancha, **P** = Poco, **R** = Regular, **B** = Bastante, **E** = Espeso

HUMOR: ↓ = muy mal, ↙ = mal, ← = ligeramente mal, ▲ = neutral, → = ligeramente bien, ↗ = bien, ↑ = muy bien

Ene	Feb	Mar	Abr	Mayo	Jun	Jul	Ago	Sept	Oct	Nov	Dic
1	1	1	1	1	1	1	1	1	1	1	1
2	2	2	2	2	2	2	2	2	2	2	2
3	3	3	3	3	3	3	3	3	3	3	3
4	4	4	4	4	4	4	4	4	4	4	4
5	5	5	5	5	5	5	5	5	5	5	5
6	6	6	6	6	6	6	6	6	6	6	6
7	7	7	7	7	7	7	7	7	7	7	7
8	8	8	8	8	8	8	8	8	8	8	8
9	9	9	9	9	9	9	9	9	9	9	9
10	10	10	10	10	10	10	10	10	10	10	10
11	11	11	11	11	11	11	11	11	11	11	11
12	12	12	12	12	12	12	12	12	12	12	12
13	13	13	13	13	13	13	13	13	13	13	13
14	14	14	14	14	14	14	14	14	14	14	14
15	15	15	15	15	15	15	15	15	15	15	15
16	16	16	16	16	16	16	16	16	16	16	16
17	17	17	17	17	17	17	17	17	17	17	17
18	18	18	18	18	18	18	18	18	18	18	18
19	19	19	19	19	19	19	19	19	19	19	19
20	20	20	20	20	20	20	20	20	20	20	20
21	21	21	21	21	21	21	21	21	21	21	21
22	22	22	22	22	22	22	22	22	22	22	22
23	23	23	23	23	23	23	23	23	23	23	23
24	24	24	24	24	24	24	24	24	24	24	24
25	25	25	25	25	25	25	25	25	25	25	25
26	26	26	26	26	26	26	26	26	26	26	26
27	27	27	27	27	27	27	27	27	27	27	27
28	28	28	28	28	28	28	28	28	28	28	28
29	29	29	29	29	29	29	29	29	29	29	29
30		30	30	30	30	30	30	30	30	30	30
31		31		31		31	31		31		31

Es mi periodo: Flujo y humor

Año _____ **Todos los días describe tu flujo y humor usando la siguiente clave:**

FLUJO MENSTRUAL: **M** = Mancha, **P** = Poco, **R** = Regular, **B** = Bastante, **E** = Espeso

HUMOR: ⬇ = muy mal, ⬋ = mal, ⬅ = ligeramente mal, ▲ = neutral, ➡ = ligeramente bien, ⬈ = bien, ⬆ = muy bien

Ene	Feb	Mar	Abr	Mayo	Jun	Jul	Ago	Sept	Oct	Nov	Dic
1	1	1	1	1	1	1	1	1	1	1	1
2	2	2	2	2	2	2	2	2	2	2	2
3	3	3	3	3	3	3	3	3	3	3	3
4	4	4	4	4	4	4	4	4	4	4	4
5	5	5	5	5	5	5	5	5	5	5	5
6	6	6	6	6	6	6	6	6	6	6	6
7	7	7	7	7	7	7	7	7	7	7	7
8	8	8	8	8	8	8	8	8	8	8	8
9	9	9	9	9	9	9	9	9	9	9	9
10	10	10	10	10	10	10	10	10	10	10	10
11	11	11	11	11	11	11	11	11	11	11	11
12	12	12	12	12	12	12	12	12	12	12	12
13	13	13	13	13	13	13	13	13	13	13	13
14	14	14	14	14	14	14	14	14	14	14	14
15	15	15	15	15	15	15	15	15	15	15	15
16	16	16	16	16	16	16	16	16	16	16	16
17	17	17	17	17	17	17	17	17	17	17	17
18	18	18	18	18	18	18	18	18	18	18	18
19	19	19	19	19	19	19	19	19	19	19	19
20	20	20	20	20	20	20	20	20	20	20	20
21	21	21	21	21	21	21	21	21	21	21	21
22	22	22	22	22	22	22	22	22	22	22	22
23	23	23	23	23	23	23	23	23	23	23	23
24	24	24	24	24	24	24	24	24	24	24	24
25	25	25	25	25	25	25	25	25	25	25	25
26	26	26	26	26	26	26	26	26	26	26	26
27	27	27	27	27	27	27	27	27	27	27	27
28	28	28	28	28	28	28	28	28	28	28	28
29	29	29	29	29	29	29	29	29	29	29	29
30		30	30	30	30	30	30	30	30	30	30
31		31		31		31	31		31		31

◦ Mis medicamentos, vitaminas, suplementos, tés y otras cosas que tomo

Nombre _____ Costo _____

Propósito _____

Tamaño/Cantidad _____ Color _____ Forma _____

Fecha de la receta _____ Recetado por _____

¿Cuánto tomo?_____ ¿Cuándo? _____

Debo evitar _____

Efectos secundarios/otros comentarios _____

_____

_____

_____

_____

Nombre _____ Costo _____

Propósito _____

Tamaño/Cantidad _____ Color _____ Forma _____

Fecha de la receta _____ Recetado por _____

¿Cuánto tomo?_____ ¿Cuándo? _____

Debo evitar _____

Efectos secundarios/otros comentarios _____

_____

_____

_____

_____

Tomar mis decisiones ahora y expresarlas

CON FRECUENCIA, LAS LATINAS EVITAMOS CUALQUIER CONVERsación sobre lo que deseamos y lo que no deseamos con respeto a nuestro cuidado, a tal punto que no podemos tomar nuestras propias decisiones. Algunas de nosotras tememos que hacer preparativos por adelantado hará que nos suceda algo malo y a otras, se nos hace incómodo hablar del tema. Sin embargo, es importante que tomemos control de nuestras propias decisiones relacionadas con la salud mientras la tenemos y podemos pensar claramente.

Esto es particularmente importante en el caso poco probable que suframos lesiones o quedemos discapacitadas y no podamos comunicar nuestros deseos. Es por eso que es importante asegurarse de que tu proveedor de servicios de salud tenga por escrito quién va a tomar esas decisiones por ti y lo que quieres y no quieres con respecto a tu propia atención.

Un paso clave para dar a conocer lo que prefieres es decidir en quién confías para que tome decisiones importantes de salud en tu nombre. Si esa persona acepta desempeñar este papel, pasaría a ser tu agente o apoderado designado de atención de salud, una vez que indiques esta decisión por escrito. Obviamente, ésta es una decisión muy importante. Las leyes varían de estado a estado sobre lo que debes hacer para realizar esta designación. En la mayoría de los estados, se prohíbe por ley que tu proveedor de servicios de salud desempeñe esta función.

Aunque tengas una relación muy estrecha con ciertos familiares o amigos, debes hacerte las siguientes preguntas sobre la persona en la que estás pensando para que cumpla este papel:

1. ¿Estará dispuesta a aceptar este papel?

2. ¿Esta persona es capaz de comprometerse a asumir esta responsabilidad?

3. ¿Esta persona estará físicamente disponible para cumplir con lo necesario?

4. ¿Esta persona tiene la fortaleza emocional para tomar las decisiones que posiblemente se requieran?

5. ¿Esta persona sabe escucharte y lo que quieres?

6. ¿Esta persona tiene la capacidad de comprender lo que están diciendo los proveedores de servicios de salud sobre tu enfermedad?

7. ¿Esta persona podrá hablarles a las demás personas cercanas a ti?

8. ¿Esta persona es capaz de hacerles preguntas a los proveedores de servicios de salud?

9. ¿Esta persona tiene convicciones personales que podrían ser un impedimento para que cumpla con lo que solicites?

10. ¿Es alguien con quien te comunicas con regularidad y que sabría cuál es tu voluntad y tus deseos?

Las respuestas honestas a estas preguntas quizá revelen que tu cónyuge, pareja, pariente o comadre no sea la mejor persona para cumplir con este papel.

La conversación que tengas con la persona que te gustaría designar debe centrarse en las situaciones de salud en que aceptarías procedimientos y tratamientos específicos para mantener la vida, además de tus ideas sobre cómo quieres vivir los últimos días de tu vida. Quizá sea bueno que tu proveedor de servicios de salud hable de estos procedimientos o tratamientos contigo. Demasiadas veces, nuestra noción de estos tratamientos proviene de la manera (comparativamente más ordenada) en que Hollywood los representa.

La Organización Nacional de Servicios para Pacientes Desahuciados y Cuidado Paliativo (National Hospice and Palliative Care Organization o NHPCO, por sus siglas en inglés) tiene un programa llamado Caring Connections, con un sitio de Internet www.caringinfo.org. Allí es posible descargar las instrucciones anticipadas que son legales en tu estado. Puedes hacer todo esto sin un abogado. También puedes llamar a la línea de ayuda de Caring Connections al 1-800-658-8898 o enviarles un mensaje electrónico a caringinfo@nhpco.org.

Otra manera de proceder es usar el conjunto de formularios denominado Cinco Deseos (Five Wishes), que creó Jim Towey, un hombre maravilloso y devoto que trabajó con la Madre Teresa durante doce años. Estos formularios (que vienen juntos en un panfleto) están escritos en lenguaje simple para cubrir las necesidades médicas, personales, emocionales y espirituales de una persona. Los formularios de Five Wishes cumplen con los requisitos técnicos de las respectivas leyes de los siguientes estados. En algunos estados, puede haber requisitos adicionales, pero ésos se incluyen en los formularios de Five Wishes.

Alaska	Hawaii	Nueva Jersey
Arizona	Idaho	Nueva York
Arkansas	Illinois	Nuevo México
California	Iowa	Oklahoma
Carolina del Norte	Luisiana	Pensilvania
Carolina del Sur	Maine	Rhode Island
Colorado	Maryland	Tennessee
Connecticut	Massachusetts	Vermont
Dakota del Norte	Michigan	Virginia
Dakota del Sur	Minnesota	Virginia Occidental
Delaware	Mississippi	Washington
Distrito de Columbia	Missouri	Wisconsin
Florida	Montana	Wyoming
Georgia	Nebraska	

Si tu estado no acepta los formularios de Five Wishes, entonces quizá desees usarlos como punto de partida para iniciar una conversación. Tu proveedor de servicios de salud u hospital local posiblemente tengan otros formularios que cumplan con los requisitos de tu estado.

Los formularios de Five Wishes, que se propone los utilicen personas mayores de dieciocho años, tratan específicamente los siguientes temas:

1. Selección de tu agente de atención de salud (la persona que tomará decisiones en tu nombre). No puede ser tu proveedor de servicios de salud; un empleado o cónyuge de un empleado de tu proveedor de servicios de salud; ni alguien que desempeña el papel de agente de salud de diez personas o más, a no ser que la persona sea tu cónyuge u otro pariente. Los formularios de Five Wishes especifican lo que el proveedor de servicios de salud puede y no puede decidir, como también los pasos a dar si quieres cambiar de agente de atención de salud.

2. Declaraciones sobre los tipos de tratamiento que deseas y no deseas.

3. Declaraciones sobre lo que quieres que se haga para hacerte sentir cómoda.

4. Declaraciones sobre cómo quieres que te traten.

5. Declaraciones para tus seres queridos.

Puedes recibir más información si llamas a la línea gratuita 1-888-5WISHES (1-888-594-7437) o escribes a: Aging with Dignity, PO Box 1661, Tallahassee, FL 32302-1661. También hay una versión en español, *Cinco Deseos*, a disposición.

Saber lo que debo preguntar

CADA VEZ QUE TENGAS UNA CITA CON TU PROVEEDOR DE servicios de salud, puedes encontrar varias situaciones típicas que representan un desafío: sientes que te apuran durante la consulta, quizá no estés pensando con la claridad acostumbrada porque no te estás sintiendo bien y quizá recuerdes una pregunta importante sólo después de marcharte. Para ayudarte a hacer que tus citas sean más informativas, debes hacer preguntas que hayas preparado con anticipación. Durante la consulta, debes darte tiempo para escribir las respuestas o debes hacer que te acompañe alguien que escriba las respuestas para que puedas pensar en ellas más adelante.

Las preguntas a continuación son razonables y muestran que estás participando activamente en tu atención médica. Aunque tu proveedor de servicios de salud posiblemente te dé un folleto para que leas después, también es bueno oír lo que éste piensa directamente.

Preguntas sobre pruebas o procedimientos adicionales

1. *¿Puede repetir (o escribir) el nombre de la prueba o procedimiento?*

2. *¿Qué le dirá esta prueba o procedimiento?*

3. *¿Puede explicar cómo se realiza esta prueba?*

4. *¿Con qué prontitud debo hacerme esta prueba o procedimiento?*

5. *¿Hay otras pruebas o procedimientos con las que se puede obtener información similar?*

6. *Sé que probablemente me den a firmar formularios que describirán muchos de los riesgos, pero ¿hay ciertos riesgos de los que me debo preocupar sobre esta prueba o procedimiento recomendado?*

7. *¿Es necesario que haga algo en especial antes de hacerme esta prueba o procedimiento (como no tomar agua, no comer ni usar talco)?*

225

8. ¿Cuánto dolerá? (Si tu proveedor de servicios de salud dice que tendrás un poco de "molestia" ("discomfort"), pregúntale qué quiere decir con eso.)

9. ¿Cómo puedo hacer que esta prueba me sea más fácil?

10. ¿Me harán esta prueba aquí? Si no, ¿dónde me la harán?

11. ¿Necesito hacer una cita o su consultorio se encargará de eso?

12. ¿En cuánto tiempo recibiré los resultados?

13. ¿Quién me dará los resultados?

14. ¿Debo llamar a su consultorio o ustedes me llamarán?

15. ¿Qué pasa si los resultados son positivos?

Preguntas después del diagnóstico

1. ¿Cree que la enfermedad que ha detectado está haciendo que me sienta así?

2. ¿Qué significa que está sucediendo en mi cuerpo con eso?

3. ¿Hay cura para esta enfermedad? Por favor, explique su respuesta, sea sí o no.

4. ¿Qué tratamientos hay disponibles?

5. ¿Puede explicar los riesgos y beneficios a largo plazo del tratamiento?

6. ¿Qué puedo hacer para que el tratamiento sea más eficaz?

7. ¿Cuán pronto debo tomar una decisión sobre el tratamiento?

8. ¿Hay alguien en su consultorio con quien pueda hablar de esto? Si tengo preguntas más adelante, ¿a quién debo llamar?

9. ¿Dónde puedo obtener más información?

10. He oído que hay ensayos clínicos de ciertas enfermedades. ¿Piensa que debo ser parte de un ensayo clínico (estudio de investigación)?

Preguntas sobre cirugía

Acerca del procedimiento

1. ¿Es necesario que me opere o hay opciones que no incluyen cirugía?

2. ¿Qué expectativas de cambio tiene para mí si me someto a esta cirugía?

3. ¿Ha habido problemas con este tipo de cirugía?

4. ¿Qué tan exitosa es esta cirugía?

5. ¿Cuál hospital es mejor para esta cirugía?

6. ¿Dónde puedo recibir una segunda opinión sobre la cirugía que estoy considerando?

7. Si sigo su recomendación, ¿quién me operará? Si no es usted, ¿cuándo conoceré a esa persona?

8. ¿Cuántas veces usted (o esa persona) han realizado esta cirugía?

9. Sé que hay diferentes tipos de anestesia. ¿Me puede explicar de qué maneras son diferentes y cuál considera es la mejor para mí?

10. Sé que es importante consultar con el anestesiólogo antes de mi cirugía. ¿Cuándo lo conoceré?

11. ¿Cuánto tiempo tomará la operación en sí?

12. ¿Se mantendrá informada a la persona que designe como mi agente de atención de salud sobre lo que suceda en mi cirugía mientras se realice y, después de ella, de los resultados de la cirugía?

13. ¿A quién debo preguntarle si mi seguro médico pagará todos los aspectos de la cirugía—las pruebas previas a la admisión, la hospitalización, los cirujanos y anestesiólogos, los servicios de rehabilitación, etcétera?

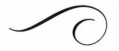

Acerca de la recuperación después de la cirugía

1. ¿Cuánto tiempo después de la cirugía debo permanecer en el hospital?

2. Después de la cirugía, ¿cuánto dolor tendré?

3. ¿Me recetarán medicamentos para tomar en casa?

4. ¿Podré irme a casa después de la cirugía o es probable que necesite atención adicional en otro lugar? Si no puedo irme directamente a casa, ¿dónde iré y cuándo podré irme a casa?

5. ¿Podré manejar a casa? Si no, ¿cuánto tiempo debe pasar antes de que pueda conducir?

6. Cuando me vaya a casa, ¿necesitaré

   • alguien que me ayude con mis actividades diarias? Sí No

   • comida especial? Sí No

   • equipo especial? Sí No

7. Cuando esté en casa, ¿podré

   • ir al baño sola? Sí No (Si no, ¿cuándo podré hacerlo?)

   • ducharme o bañarme sola? Sí No (Si no, ¿cuándo podré hacerlo?)

   • subir y bajar escaleras? Sí No (Si no, ¿cuándo podré hacerlo?)

   • cocinar? Sí No (Si no, ¿cuándo podré hacerlo?)

8. ¿Cuán pronto después de la cirugía podré retomar mis actividades cotidianas?

9. ¿Cuándo debo hacer citas de seguimiento? ¿Serán con usted o con otra persona?

Más recursos

Ninguno de estos recursos es de carácter comercial.
Todos ofrecen información gratuitamente.

LO MEJOR PARA HABLAR CON ALGUIEN PARA OBTENER INFORMACIÓN

La Alianza Nacional para la Salud de los Hispanos (National Alliance for Hispanic Health) cuenta con asesores bilingües (inglés y español) para la promoción de la salud que te enviarán orientación gratuita e información sobre clínicas locales para que te atiendan. Contestan llamadas de lunes a viernes de 9:00 a.m. a 6:00 p.m., hora estándar del este. Para todas tus preguntas de salud, puedes llamar a la línea gratuita 1-866-783-2645 (1-866-SuFamilia), o para información sobre atención prenatal, llama al 1-800-504-7081

MEJORES SITIOS DE INTERNET EN GENERAL PARA INFORMACIÓN DE LA SALUD

INGLÉS

- medlineplus.gov
- 4woman.gov
- hispanichealth.org

ESPAÑOL

- medlineplus.gov/spanish/
- hispanichealth.org/folletos/

Aunque puedes realizar búsquedas de Internet y obtener mucha información, gran parte de ella no es exacta y a veces lo que parece "información" en realidad es la publicidad de un producto o procedimiento específico, o un intento de obtener tu información personal. A menudo es difícil averiguar quién está ofreciéndote realmente la información. Cuando se trata de la salud de las mujeres, todas nosotras—especialmente las latinas—debemos tener cuidado de analizar la información que encontramos en el Internet.

Los siguientes recursos, proporcionados según el tema, deben ayudarte a obtener información útil, específica y fidedigna. Por favor, avísame si encuentras mejores fuentes de información.

Lugares específicos con información por teléfono

Agua

Safe Drinking Water Hotline (EPA)
1-800-426-4791/opción de menú en español

El personal de esta línea de información puede hablar contigo sobre las inquietudes que tengas sobre informes anuales de la calidad del agua, pozos de casa, sistemas públicos de agua potable, la calidad del agua potable local, estándares para el agua potable, protección de las fuentes de agua; sistemas sépticos residenciales de gran capacidad, sistemas sépticos comerciales e industriales, pozos de inyección y de drenaje. Puedes llamar de lunes a viernes, de 10:00 a.m. a 4:00 p.m.

Storet Water Quality System Hotline
1-800-424-9067/no hay opción en español

Esta línea mantiene información por medio del sistema Storet de datos sobre el agua. A no ser que hagas una pregunta específica (como, "información sobre el nivel de plomo en el agua de Los Ángeles durante el 2006"), el personal te transferirá a un número regional donde contesta una persona específica a cargo de la información sobre esa región. Ten en cuenta que es posible que se transfiera a una línea que no es gratuita, por lo que cabe la posibilidad de que tengas que pagar por la llamada. Puedes llamar de lunes a viernes, de 10:00 a.m. a 4:30 p.m.

LA CALIDAD DEL AIRE

Indoor Air Quality Information Clearinghouse (IAQINFO)
1-800-438-4318/no hay línea en español

Ésta es la mejor línea de información sobre la calidad del aire. Esta organización te remite a otras agencias gubernamentales en tu localidad. Puedes llamar de lunes a viernes de 10 a.m. a 4 p.m. No se contestan llamadas en español.

Comida y enfermedades transmitidas por los alimentos

USDA Hotline 1-800-535-4555/menú en español
Ésta es la mejor línea para información básica y para reportar problemas relacionados con carne de res, de aves y productos elaborados con huevo. Hay mucha información a disposición por teléfono y te pueden recomendar sitios de Internet e información que puedes descargar. Puedes llamar de lunes a viernes de 10:00 a.m. a 4:00 p.m.

CDC Hotline 1-800-232-4636/menú en español
Si tú o alguien que conoces se enferma o si te gustaría recibir información sobre enfermedades transmitidas por los alimentos, puedes llamar a este número, que está a disposición las veinticuatro horas del día, los siete días de la semana.

FDA Safefood Hotline 1-888-723-3366/no hay opción en español
Esta línea proporciona información sobre alimentos (excepto la carne de res, de aves y los alimentos elaborados con huevo), y el personal te puede poner en contacto con los funcionarios correctos para asuntos relacionados con el manejo inapropiado de los alimentos. La FDA te enviará hojas informativas sobre la seguridad de los alimentos y cómo preservarla, y además te dirá dónde puedes encontrar información por Internet y te hará otras recomendaciones. Puedes llamar de lunes a viernes de 10:00 a.m. a 4:00 p.m.

Información genética

Genetics and Rare Diseases Information Center
1-888-205-2311 menú en español
Esta línea gratuita está disponible de 12:00 p.m. a 6:00 p.m. de lunes a viernes, hora estándar del este.

SITIOS DE INTERNET SOBRE TEMAS ESPECIALES

AGUA (POTABLE)

ENVIRONMENTAL PROTECTION AGENCY
www.epa.gov/ow

El sitio de Internet de la Oficina del Agua de la EPA contiene información de las leyes y normas sobre el agua potable, además de una lista de publicaciones gratuitas y otros recursos que puedes solicitar.

HOSPITALES: CÓMO COMPARARLOS

CENTER FOR MEDICAID AND MEDICARE SERVICES (CMS)
www.hospitalcompare.hhs.gov

Este sitio de Internet auspiciado por el gobierno proporciona información sobre la calidad de la atención de los hospitales para pacientes con ciertas enfermedades o procedimientos quirúrgicos. También tiene resultados de una encuesta de pacientes sobre la calidad de la atención que recibieron durante una hospitalización reciente.

THE COMMONWEALTH FOUNDATION
www.WhyNotTheBest.org

Este sitio de Internet auspiciado por una fundación proporciona información sobre hospitales y te permite comparar un hospital con otros.

MEDICAMENTOS

PHYSICIANS' DESK REFERENCE
www.pdrhealth.com

Este sitio de Internet, ofrecido por la editorial que publica *Physicians' Desk Reference*, proporciona extensa información sobre medicamentos disponibles. El "*interaction checker*" te puede ayudar a averiguar si hay motivo de preocupación sobre la interacción de determinados medicamentos. También incluye información sobre remedios alternativos y opciones de tratamiento.

NANOTECNOLOGÍA

NATIONAL INSTITUTES OF HEALTH—NANOMEDICINE

nihroadmap.nih.gov/nanomedicine/

Desde este sitio de Internet te puedes suscribir a la lista de mensajes electrónicos sobre nanomedicina del NIH. También tiene enlaces a información del NIH sobre la nanociencia y nanotecnología.

FOOD AND DRUG ADMINISTRATION—NANOTECHNOLOGY

www.fda.gov/nanotechnology/

Este sitio de Internet te proporciona un resumen del Informe del Grupo de Trabajo sobre Nanotecnología de la FDA (FDA Nanotechnology Task Force Report) de julio del 2007. También tiene enlaces a artículos recientes para el consumidor y otras agencias federales que participan en la nanotecnología: http://www.nano.gov and http://nano.cancer.gov.

SICOLOGÍA POSITIVA

DR. MARTIN SELIGMAN, UNIVERSIDAD DE PENSILVANIA

www.authentichappiness.org

Éste es el sitio de Internet del Dr. Martin Seligman, director del Centro de Sicología Positiva (Positive Psychology Center) de la Universidad de Pensilvania y fundador del campo de sicología positiva. Este sitio tiene pruebas que puedes tomar, recursos y boletines informativos. Para obtener acceso a algunas partes de este sitio, debes crear una contraseña e ingresar al sistema.

SUEÑO

NATIONAL SLEEP FOUNDATION

www.sleepfoundation.org

Esta fundación se dedica a mejorar la calidad de vida de los estadounidenses que tienen problemas y trastornos del sueño.

CENTERS FOR DISEASE CONTROL

www.

.gov/sleep/hygiene.htm

El CDC ofrece consejos sobre cómo dormir las horas que necesitas.

AGRADECIMIENTOS

ESCRIBIR ESTE LIBRO REQUIRIÓ DEL APOYO Y LA FE DE MUCHAS personas. Janet Goldstein, mi editora, me ayudó a hacer este libro realidad. Todo el equipo de Newmarket Press merece un agradecimiento especial por su entusiasmo y dedicación a este libro: Esther Margolis, Heidi Sachner, Keith Hollaman y Harry Burton. Newmarket es lo mejor del mundo editorial y su futuro. También hay miembros clave en mi equipo de la Alianza Nacional para la Salud de los Hispanos quienes siempre son útiles y han dedicado su vida profesional a mejorar la vida de todos: Kevin Adams, Brenda Chase, Magdalena Castro-Lewis, Marcela Gaitán, Edgar Gil, Eliana Loveluck, Demitria Morrison, Hazel Moss, Concha Orozco y Melissa Pérez. Susana Bellido Cummings y Rosamaría Graziani tradujeron este libro y juntas les dimos vida a esta edición en español. También quiero expresar mi aprecio y agradecimiento a la Dra. Lucy Correa y el Dr. Francisco Correa por dar de su tiempo para repasar esta edición.

Para mantener la mente fresca y proporcionarme el apoyo emocional que necesito en la vida y para escribir, dependo de mis muy especiales y brillantes amigas y comadres (Lourdes Baezconde-Garbanati, Carolyn Curiel, Polly Gault, Ileana Herrell, Margaret Heckler, Sheila Raviv, Carolina Reyes, Esther Sciammarella y Amanda Spivey); el contacto diario con Adolph Falcón, mi amigo y colega durante casi veinticinco años; Cynthia Telles, mi hermana del alma; mi maravillosa hija, Elizabeth Delgado Steo, quien me hace recordar que nuestros hijos realmente son nuestro legado y una bendición, y mi esposo, Mark Steo, que siempre me muestra que el matrimonio es cuestión de amor y alegría.

Finalmente, están quienes me ayudaron a darle forma a mi vida y con quienes ya no puedo producir nuevos recuerdos: Deborah Helvarg; Henrietta Villaescusa, y por supuesto, mi muy especial y fabulosa mamá, Lucy Delgado. Mamá, Deborah y Henrietta ya no están presentes, pero su espíritu continúa enseñándome y dándome fuerza todos los días. Su amor es parte de mi corazón, y este libro es una ofrenda de mi corazón al de ustedes.

ÍNDICE

ÍNDICE

ÍNDICE

239

ACERCA DE LA AUTORA

JANE L. DELGADO, Ph.D., M.S., autora de *La guía de salud: Consejos y respuestas para la mujer latina* es presidenta y directora ejecutiva de la Alianza Nacional para la Salud de los Hispanos ("la Alianza" o National Alliance for Hispanic Health), la principal organización de proveedores de salud y servicios humanos a hispanos del país. *WebMD* la nombró como una de sus cuatro héroes de salud del 2008 por su dedicación y tenacidad para promover la salud, y ha recibido muchos otros premios y reconocimientos, entre ellos el otorgado en el 2007 a las 100 personas de mayor influencia en el hemisferio por *People en Español* y el premio de educación del 2005 de la Hispanic Heritage Foundation.

La Dra. Delgado ejerce como psicóloga clínica y se incorporó a la Alianza en 1985 tras trabajar en la Oficina Directiva de la secretaria del Departamento de Salud y Servicios Humanos (U.S. Department of Health and Human Services o DHHS), donde fue clave en el desarrollo de un histórico informe del grupo de trabajo de la secretaria sobre la salud de personas de raza negra y otros grupos minoritarios, titulado "Report of the Secretary's Task Force on Black and Minority Health".

En la Alianza, la Dra. Delgado supervisa al personal de todo el país como también operaciones de campo en todo Estados Unidos, Puerto Rico y el Distrito de Columbia. También es miembro del directorio de la Fundación Kresge, el Instituto Lovelace de Investigación sobre la Respiración, la Fundación de Fútbol de Estados Unidos, la Fundación de Salud del Norte de Virginia y la Fundación de Salud de las Américas, y es miembro de la Junta Nacional del Grupo de Trabajo sobre Salud Mental de la Sra. Rosalyn Carter, y parte de los consejos nacionales que asesoran a la Sociedad Paul G. Rogers para la Investigación Mundial sobre Salud.

La Dra. Delgado recibió una maestría en psicología de la Universidad de Nueva York en 1975. En 1981, recibió un doctorado en psicología clínica de SUNY Stony Brook y una maestría en ciencias urbanas y políticas de la Facultad W. Averell Harriman de Ciencias Urbanas y Políticas. Vive en Washington, D.C. con su esposo Mark e hija Elizabeth.

La Alianza Nacional para la Salud de los Hispanos fue fundada en 1973 y es una institución reconocida por proporcionar información con bases científicas y desempeñar el rol de respetada defensora de la salud de los hispanos. La Alianza representa a agencias comunitarias locales que prestan servicios a más de 15 millones de personas anualmente, y sus miembros a nivel nacional atienden a más de 100 millones de personas y tienen un impacto positivo en la vida de las comunidades y familias hispanas.

La Fundación de Salud de las Américas (The Health Foundation for the Americas o HFA) apoya la labor y misión de la Alianza Nacional para la Salud de los Hispanos y procura el apoyo de personas, empresas, agencias, fundaciones y auspiciadores para sus programas dedicados a mejorar la calidad de la atención de salud de todos, lo que incluye proporcionar información bilingüe, oportuna y fidedigna sobre la salud. Cada año, con el objetivo de mejorar la salud, la HFA apoya programas que contribuyen a asegurar que haya aire puro, agua potable, parques recreativos seguros y alimentos sanos para todos. La HFA y la Alianza ayudan a quienes carecen de atención de salud a obtener acceso a servicios gratuitos y de bajo costo en su localidad y mejorar la calidad de la atención médica. Los programas ponen la nueva tecnología médica al servicio de las comunidades, otorgan becas que ascienden a millones de dólares a estudiantes de carreras médicas y científicas, y realizan investigaciones y campañas a favor de la salud.

El libro de la Dra. Delgado *La guía de salud: Consejos y respuestas para la mujer latina* ha sido publicado simultáneamente en inglés y español por Newmarket Press. La autora está donando los derechos de autor de la edición en español a la Fundación de Salud de las Américas (HFA).

Usted puede ser parte de esta extraordinaria misión orientada a la salud y el bienestar. Para mayor información sobre la Alianza o la HFA, visite **www.hispanichealth.org** o **www.healthyamericas.org**.